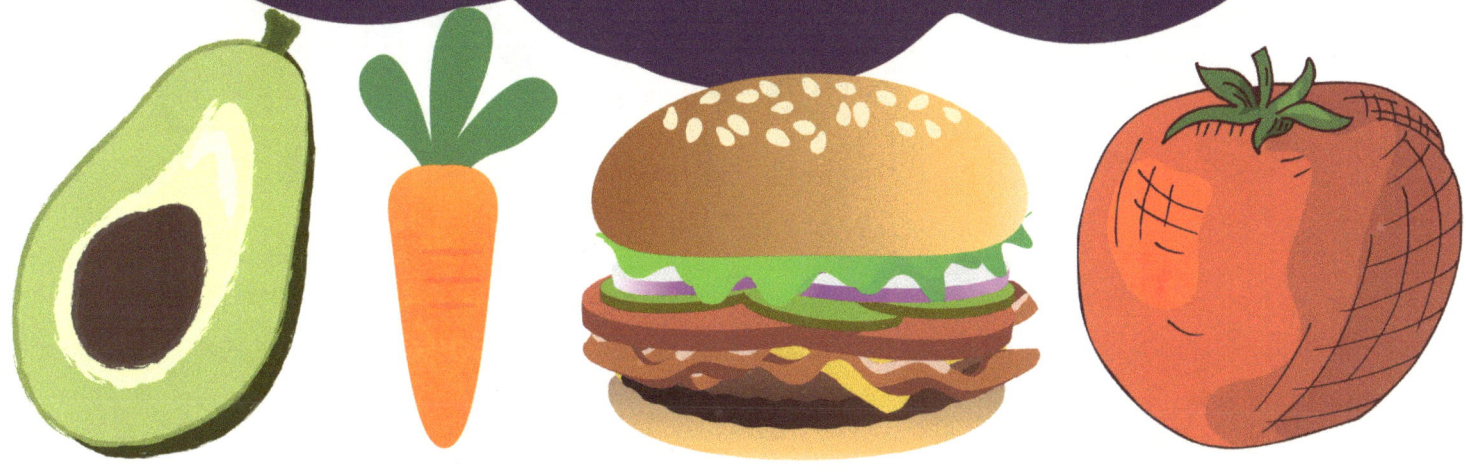

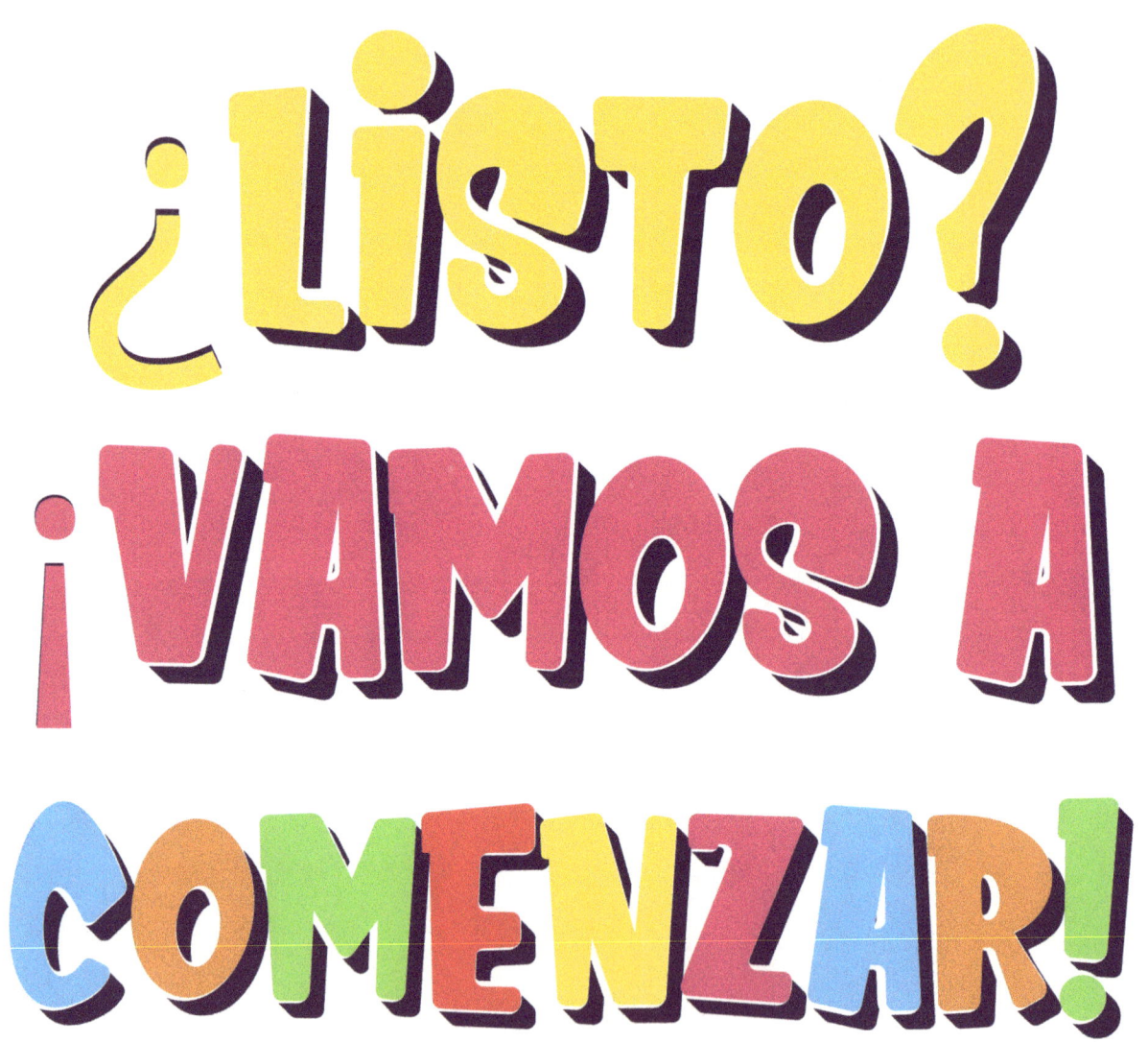

© Derechos de autor de Pamparam Libros para niños. Imágenes de Feepik.com o licenciadas para uso comercial. Todos los derechos reservados.

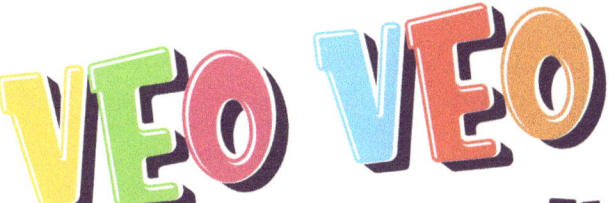
VEO VEO
ALGO QUE COMIENZA CON...
P

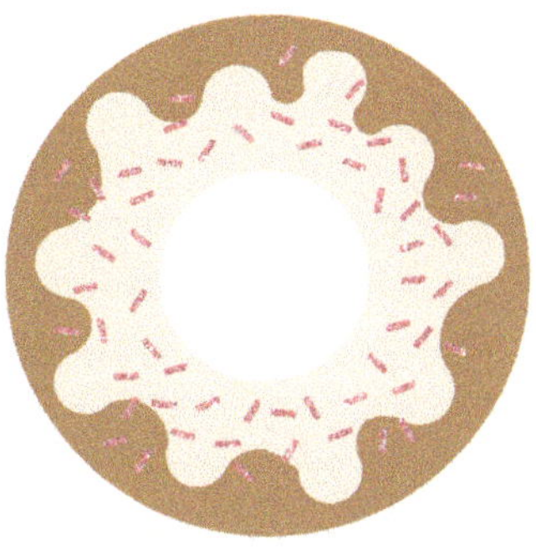

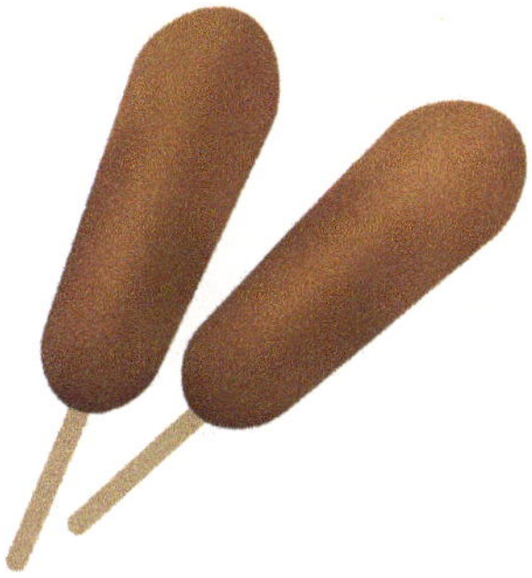

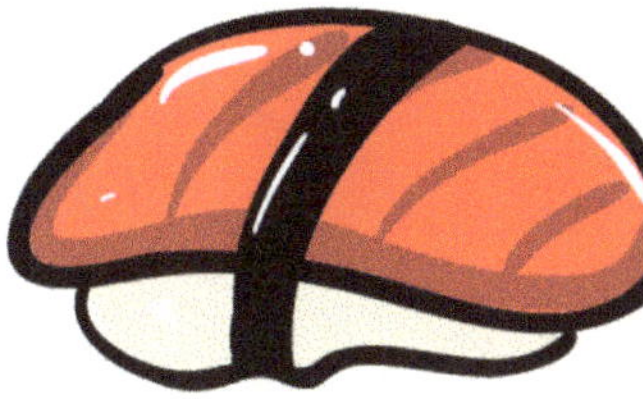

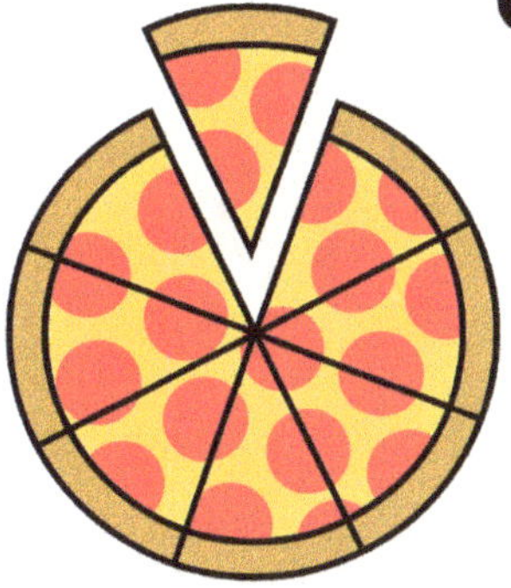

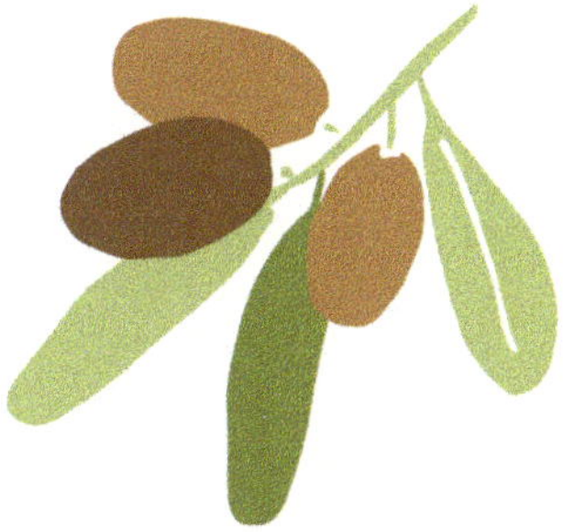

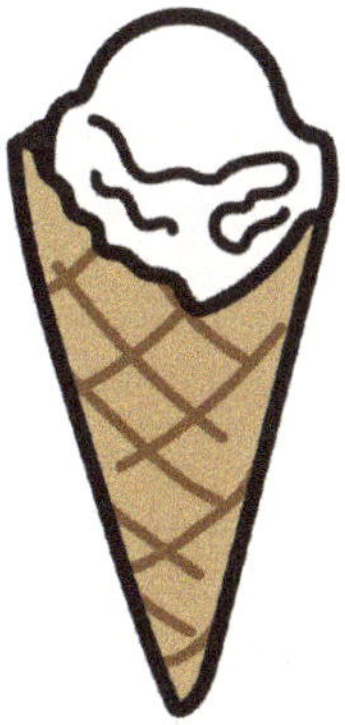

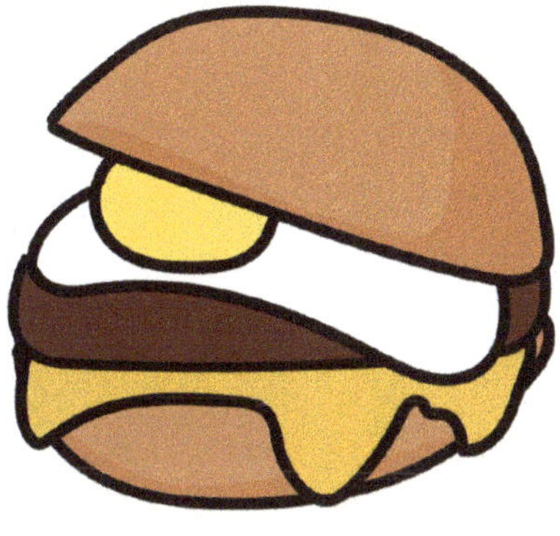

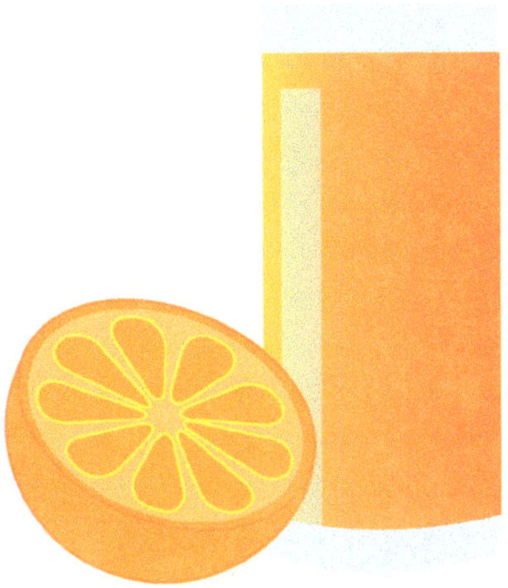

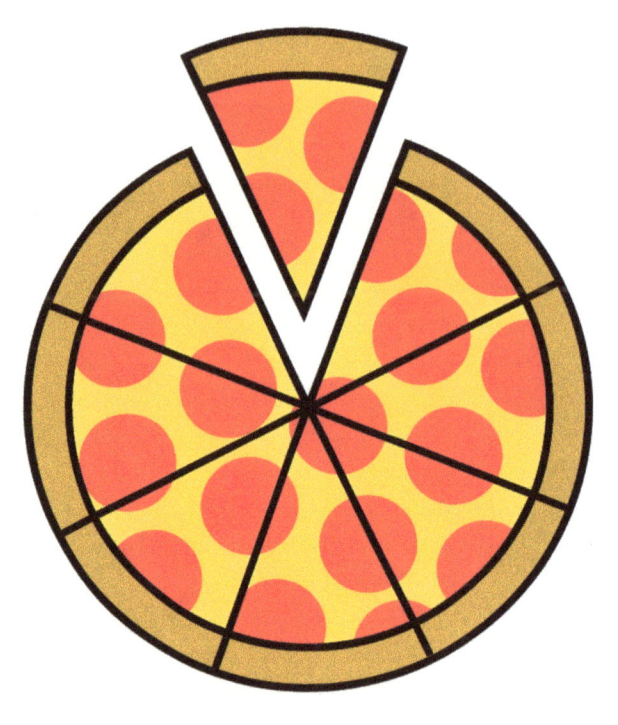

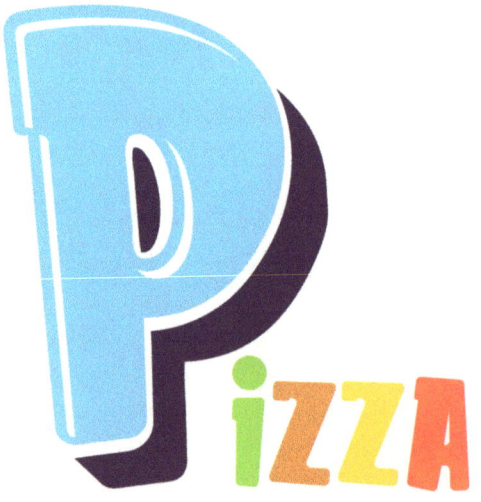

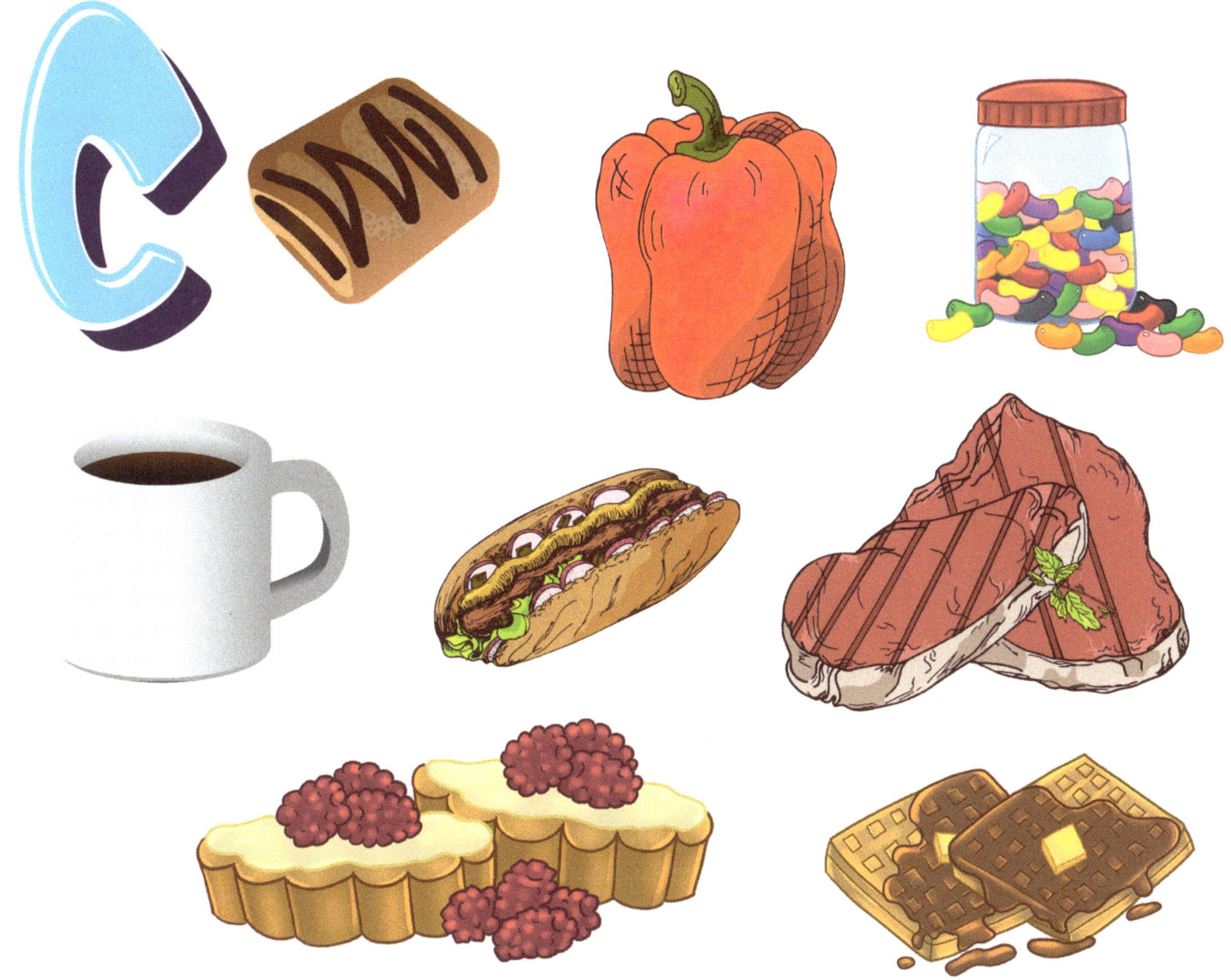

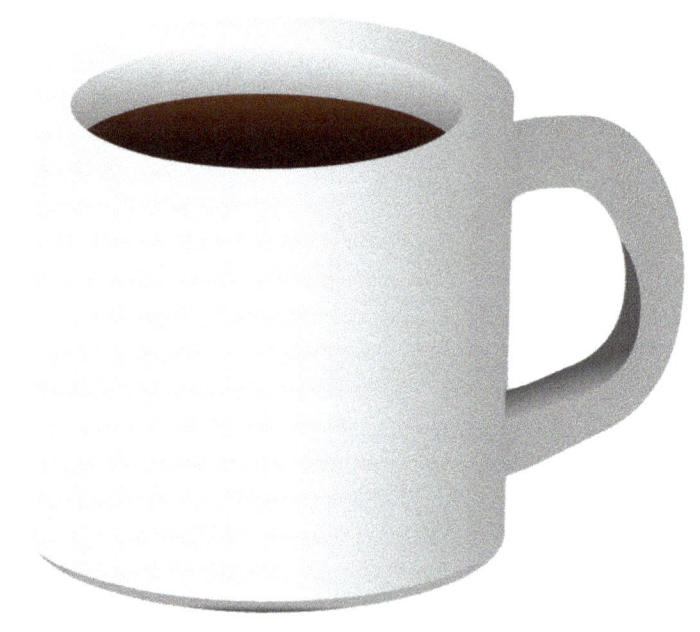

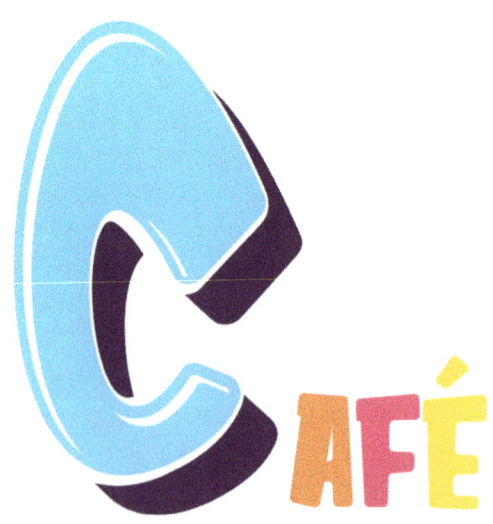
afé

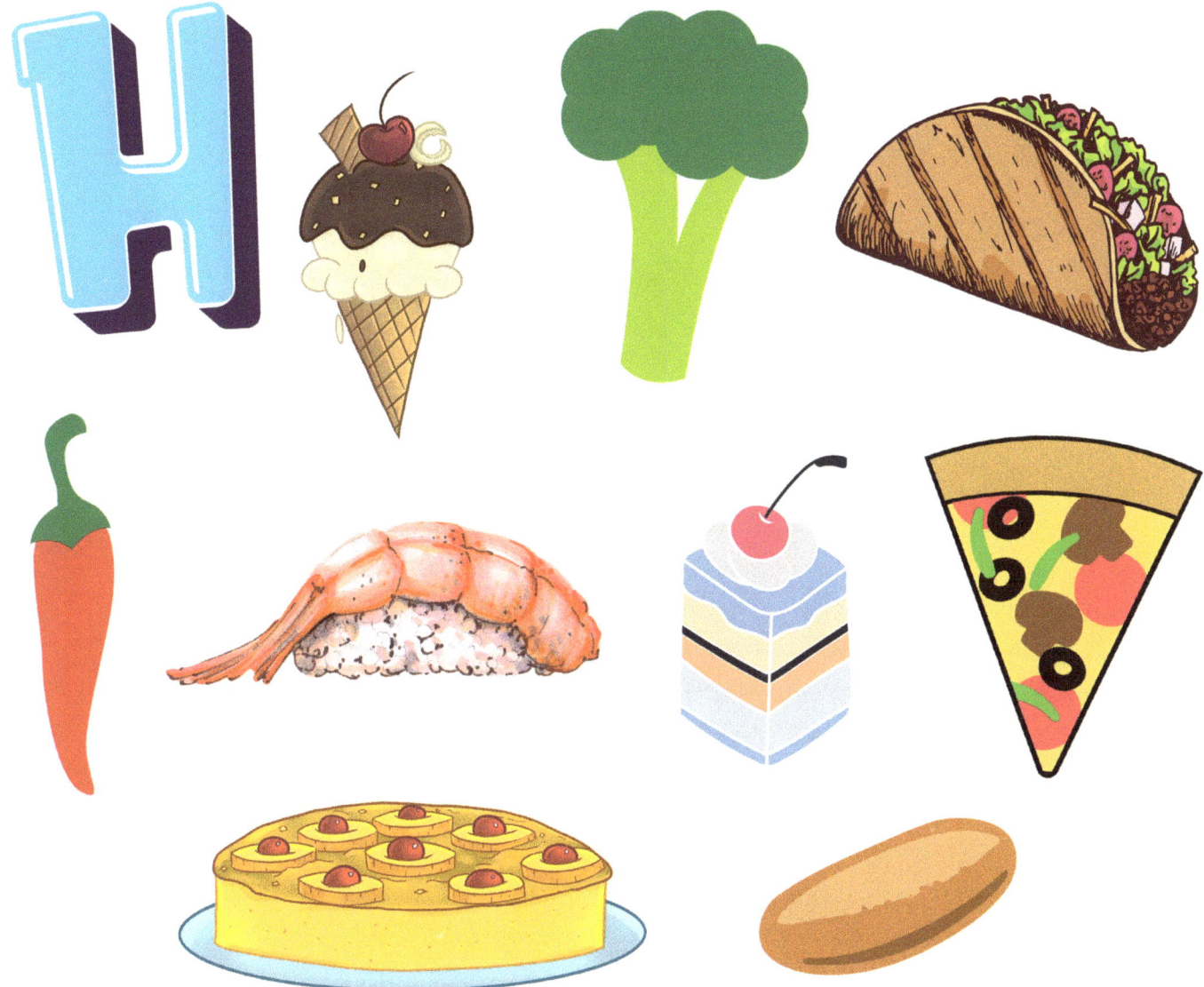

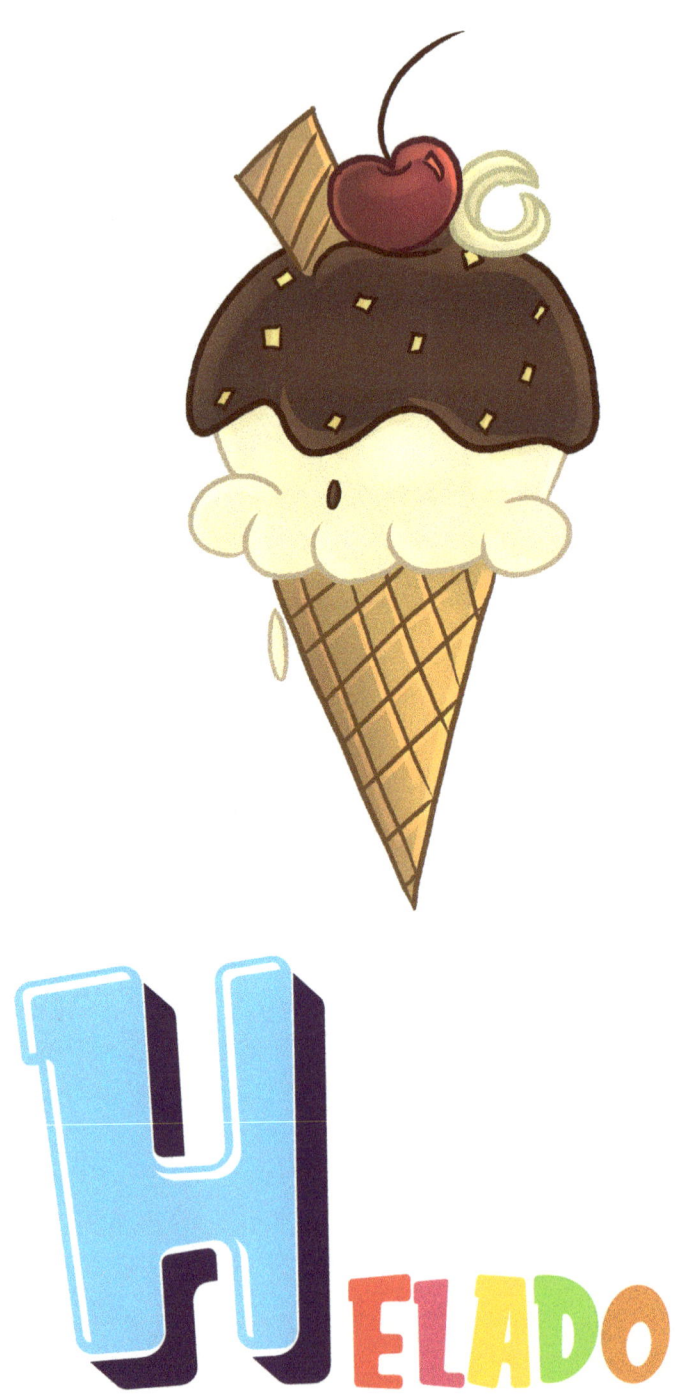

VEO VEO
ALGO QUE COMIENZA CON...

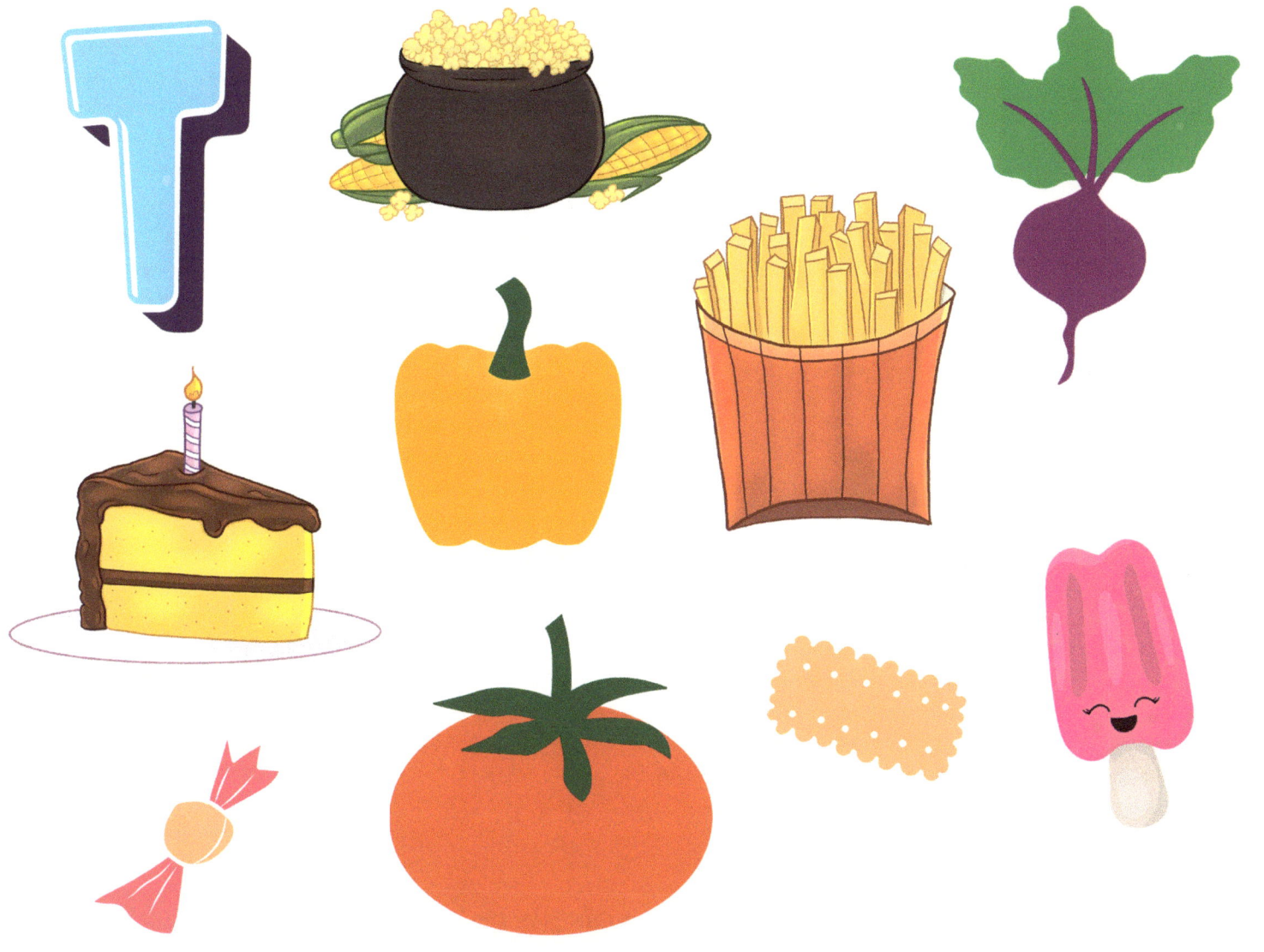

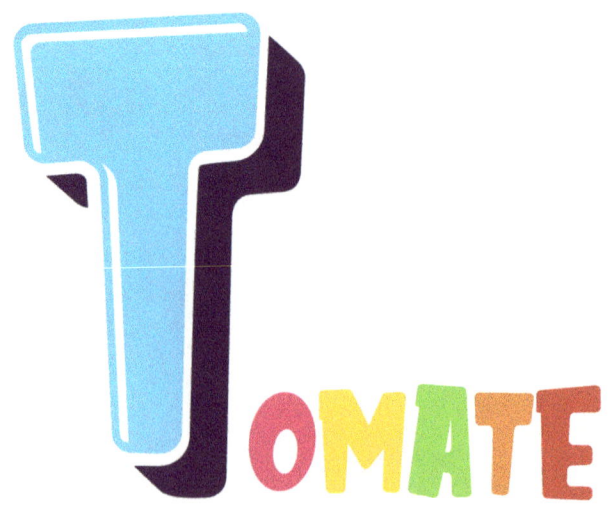

VEO VEO
ALGO QUE COMIENZA CON...
R

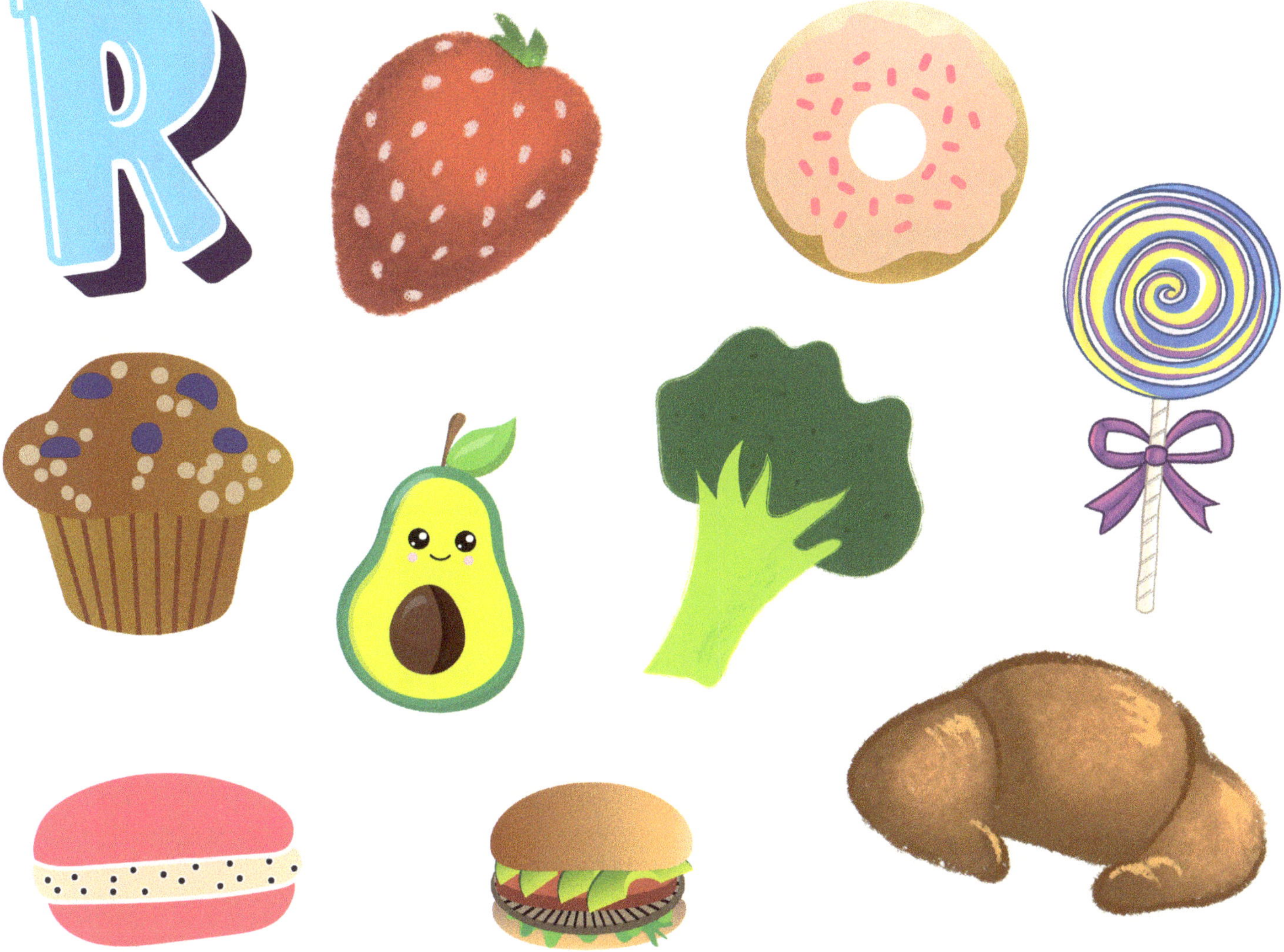

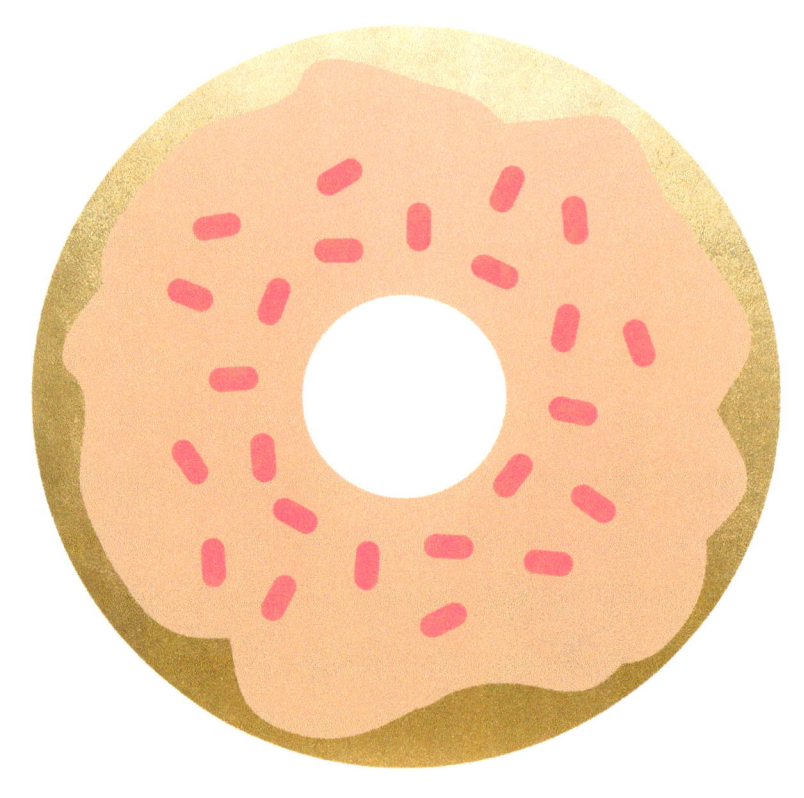

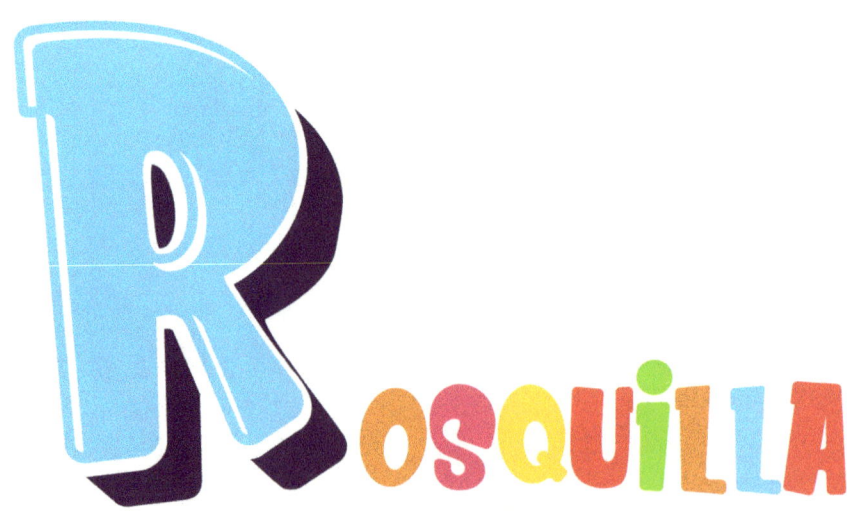

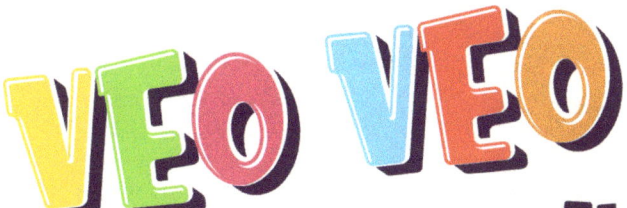

ALGO QUE COMIENZA CON...

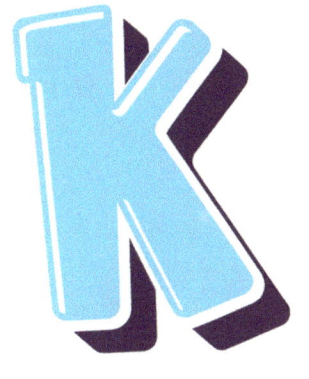
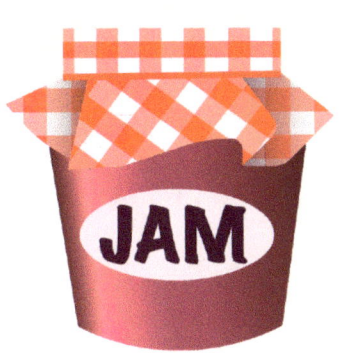
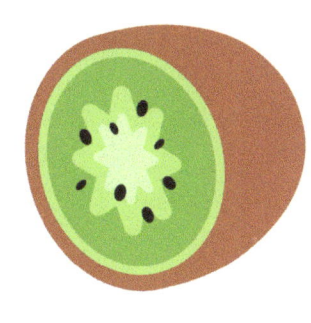
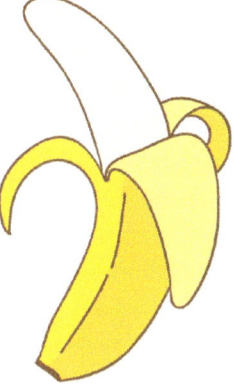
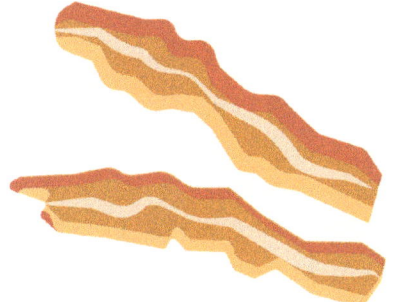

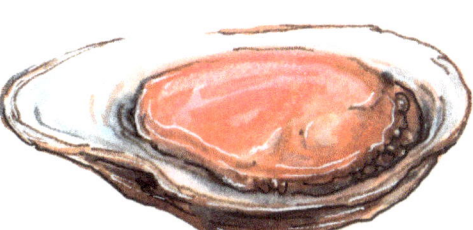

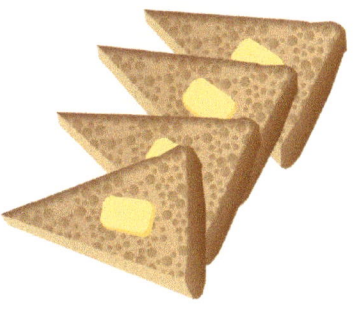

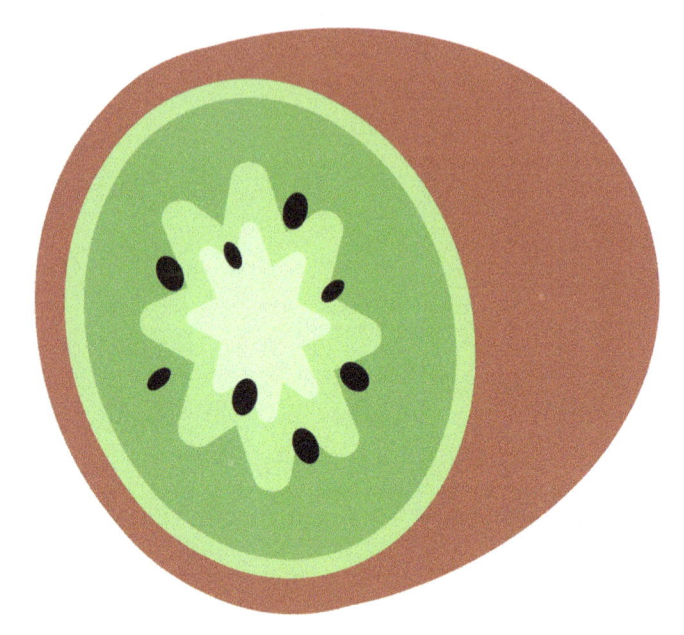

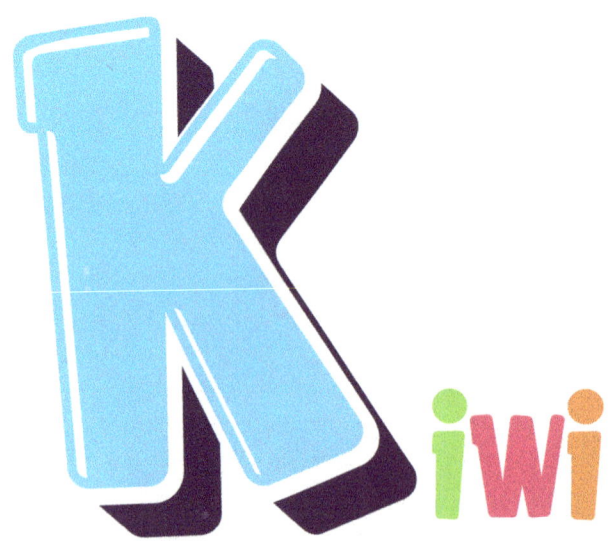

Kiwi

VEO VEO ALGO QUE COMIENZA CON...

H

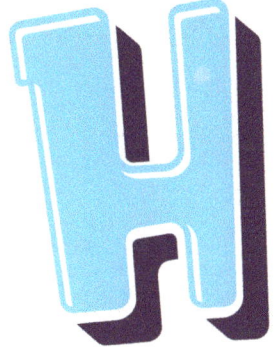
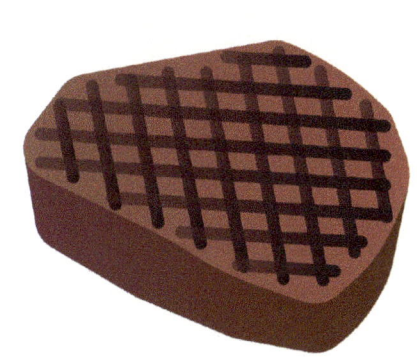
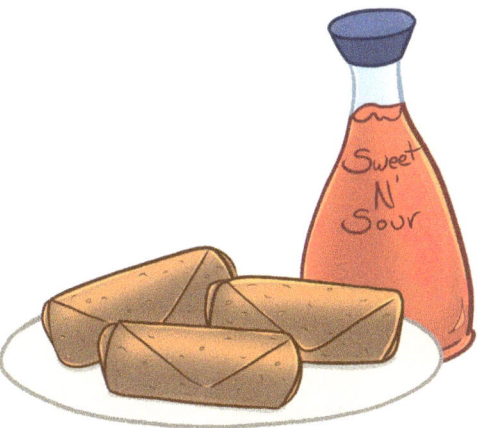

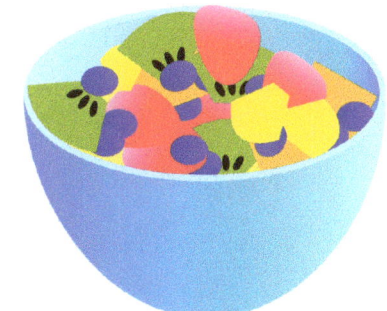
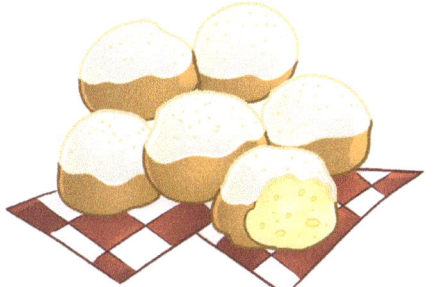
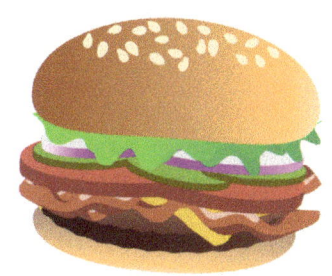
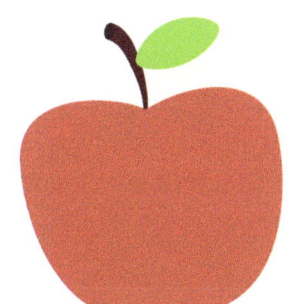

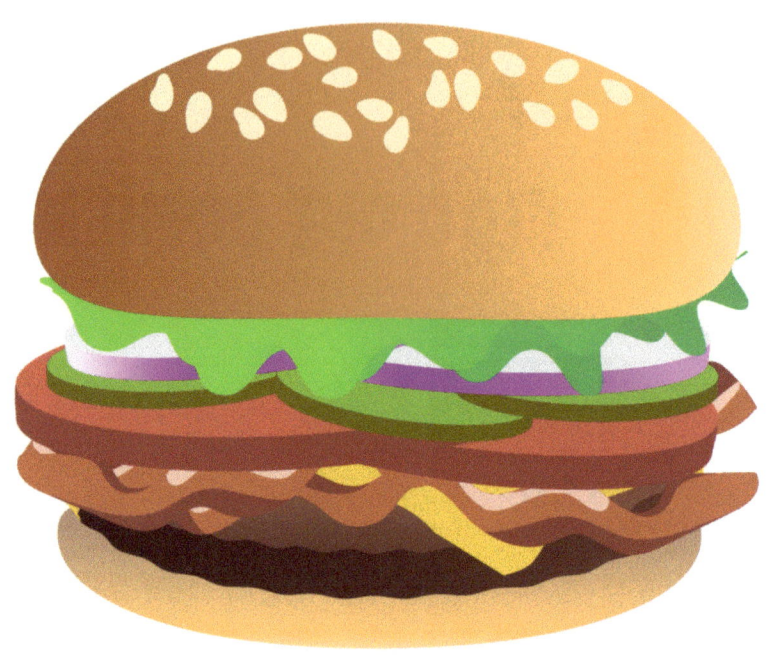
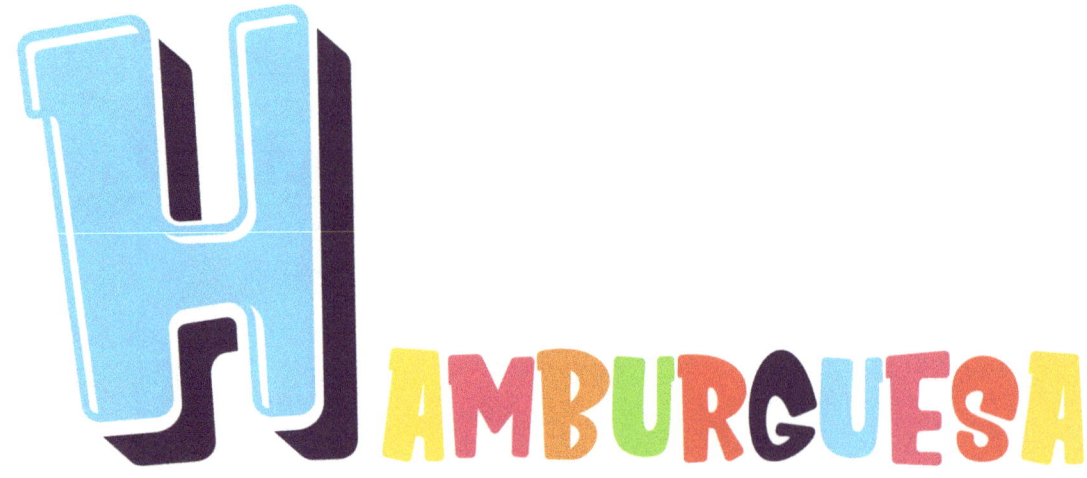

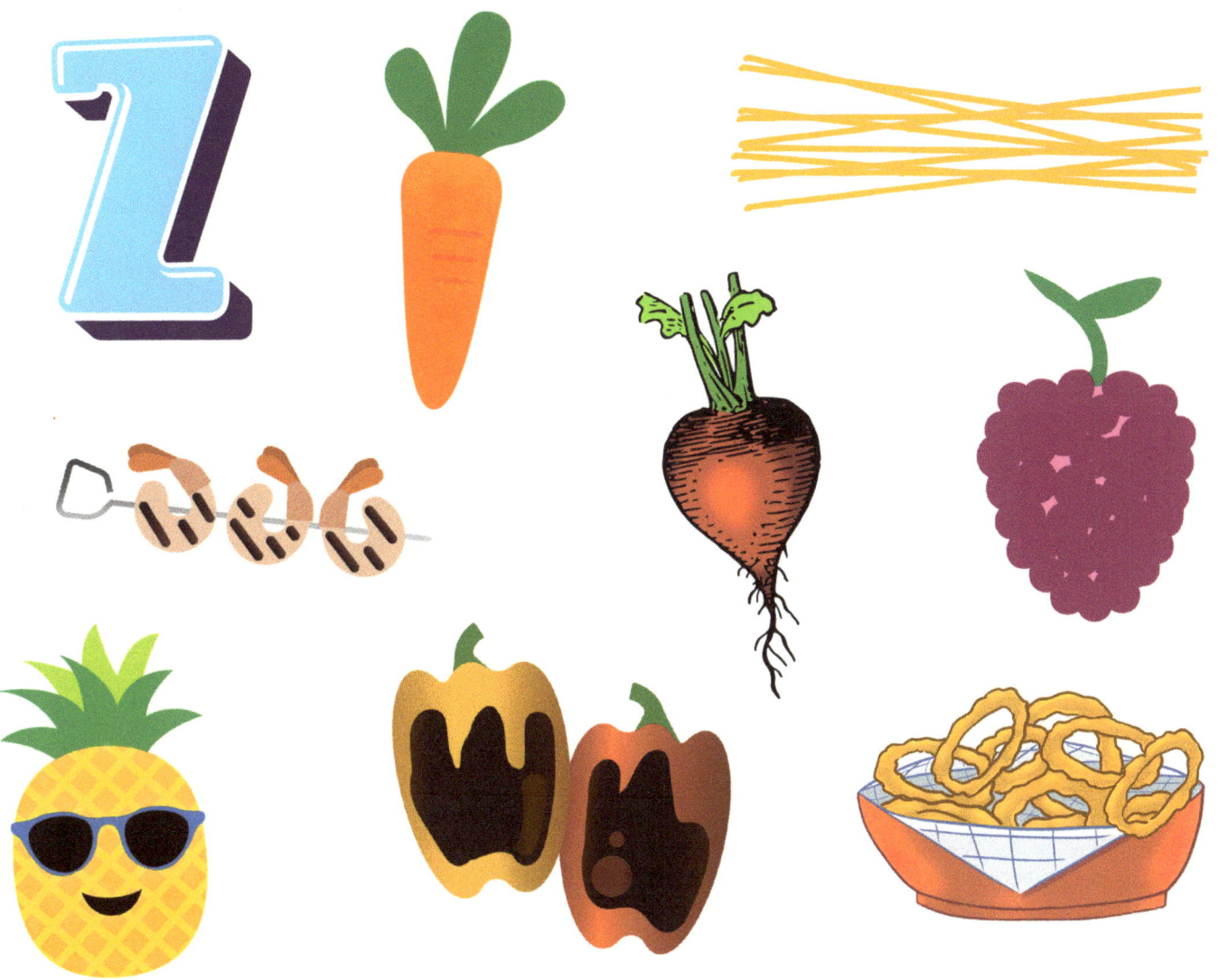

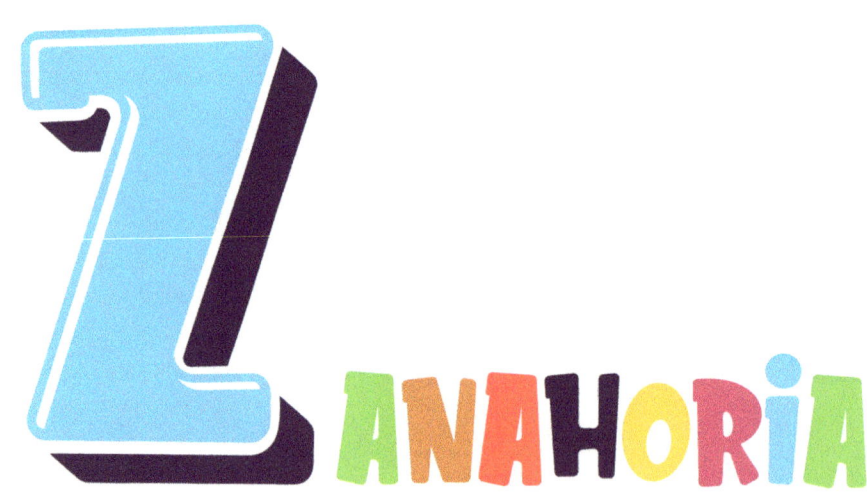

VEO VEO ALGO QUE COMIENZA CON...

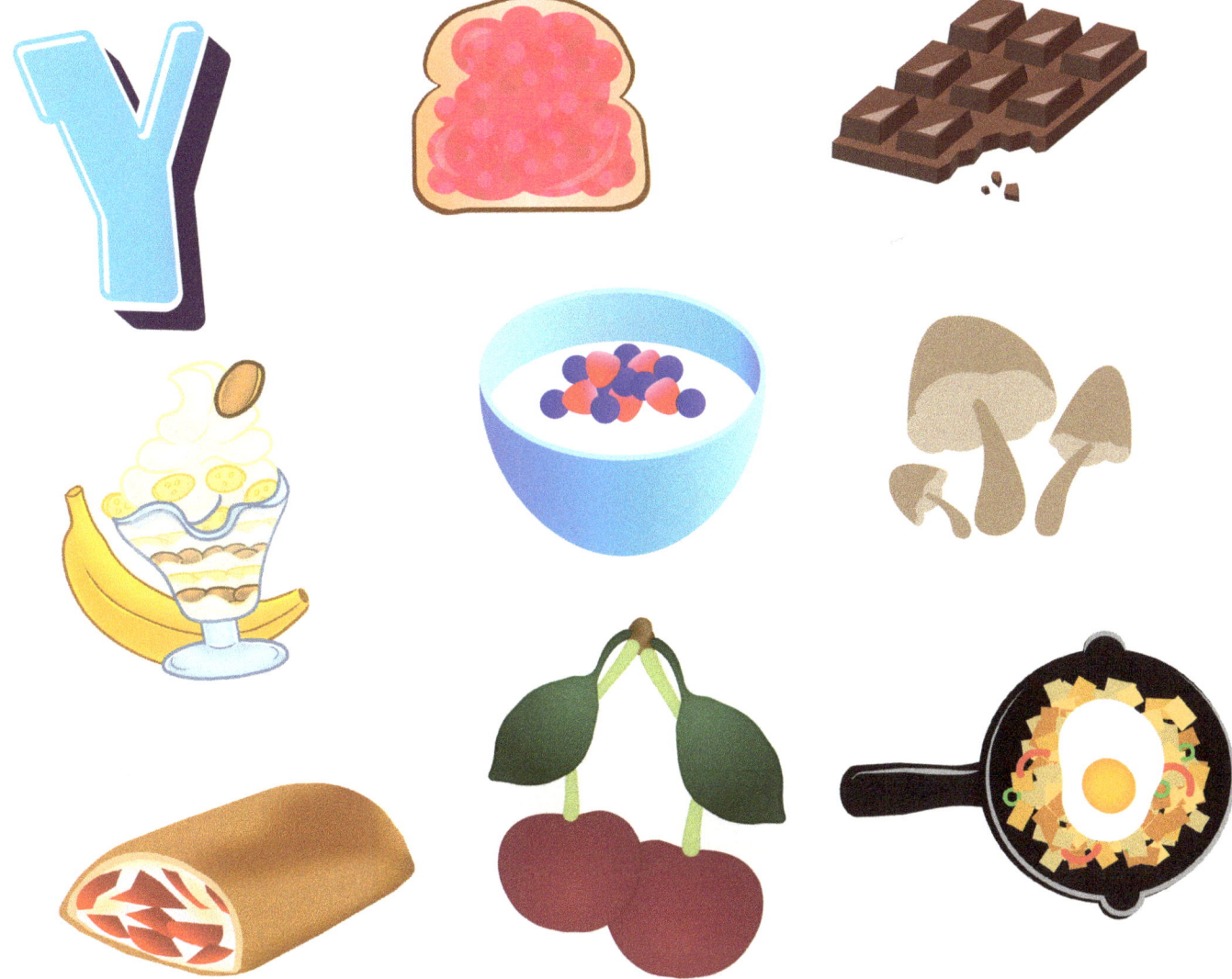

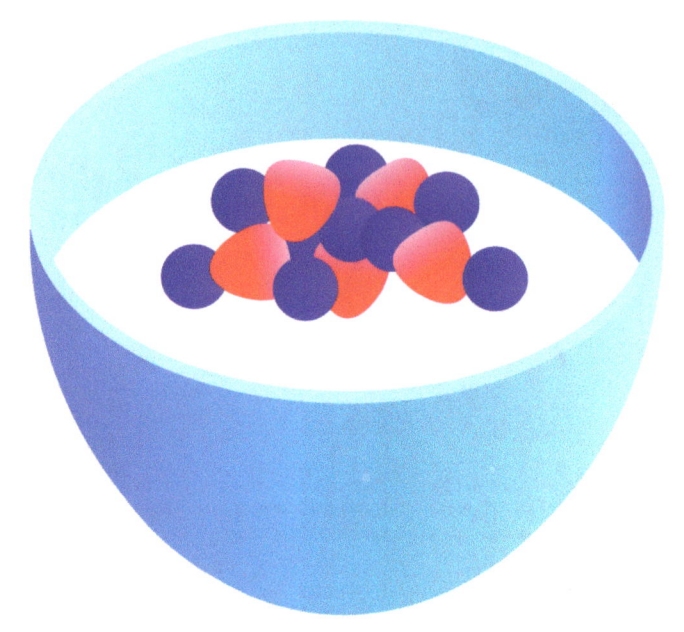

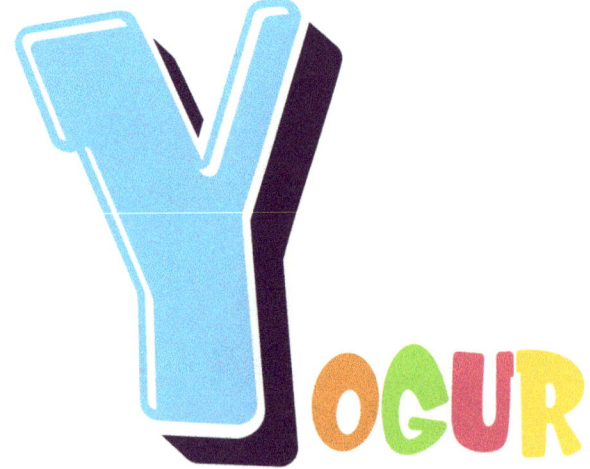
Yogur

VEO VEO
ALGO QUE COMIENZA CON...

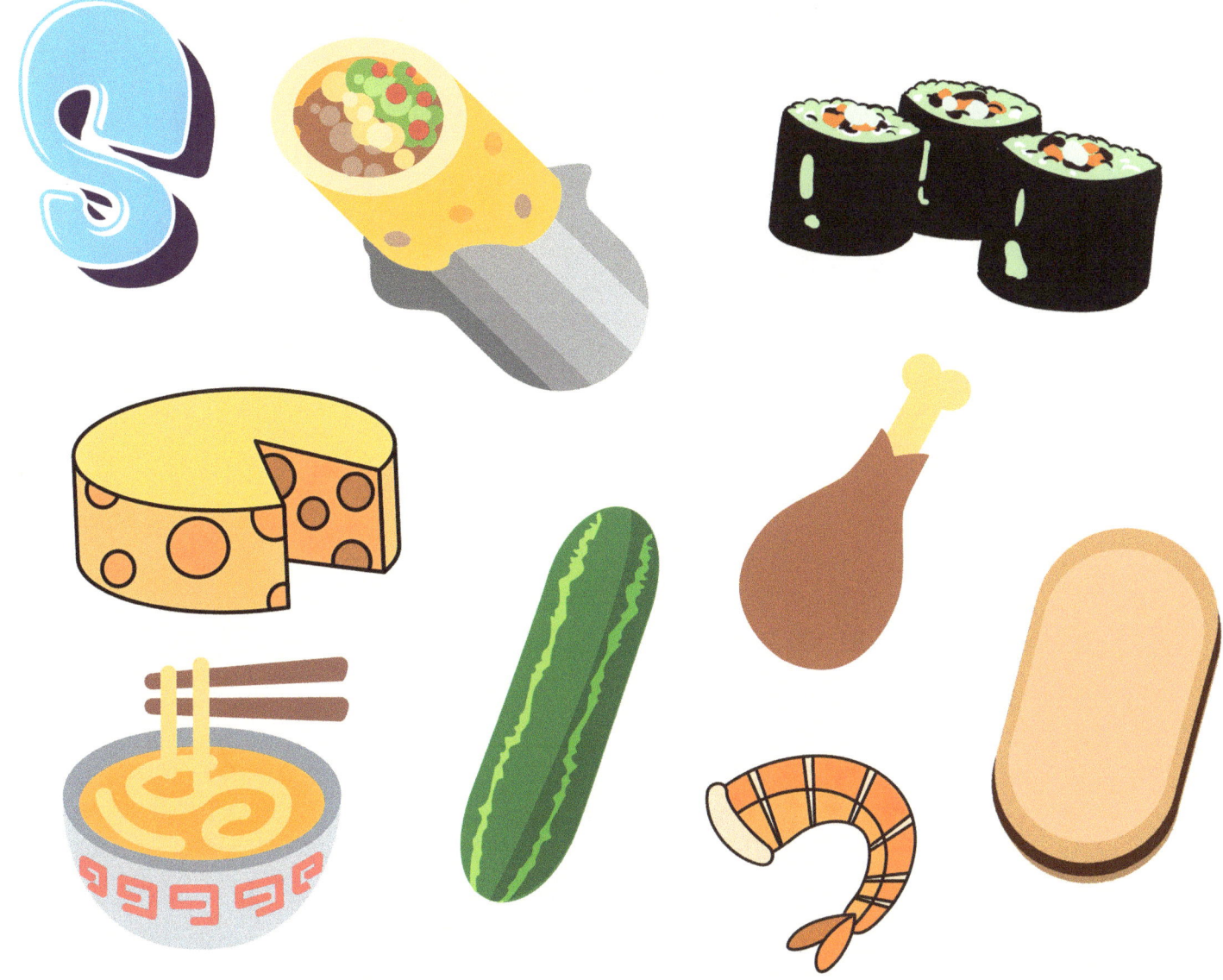

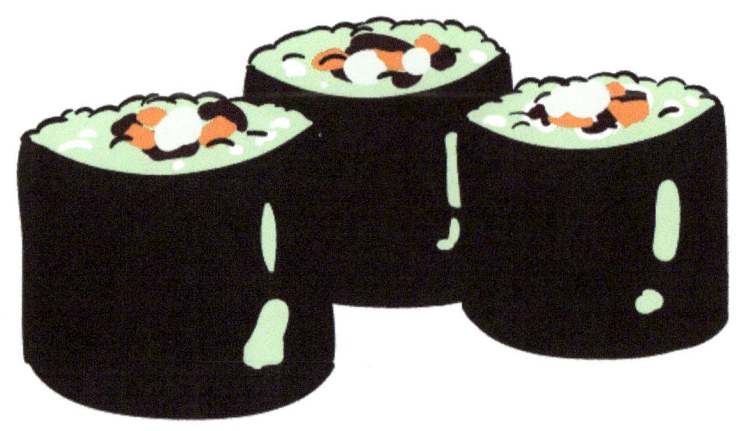

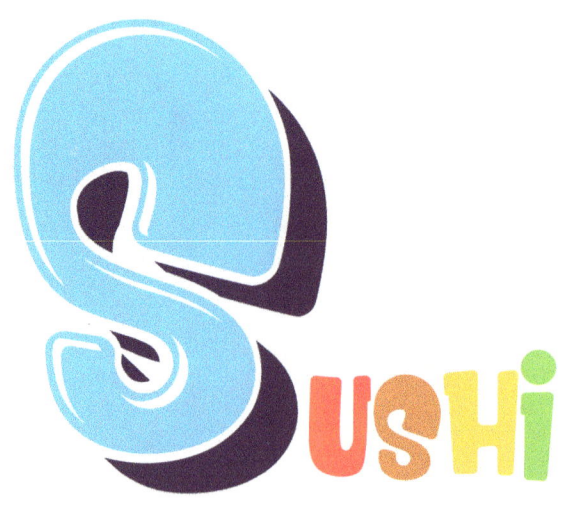

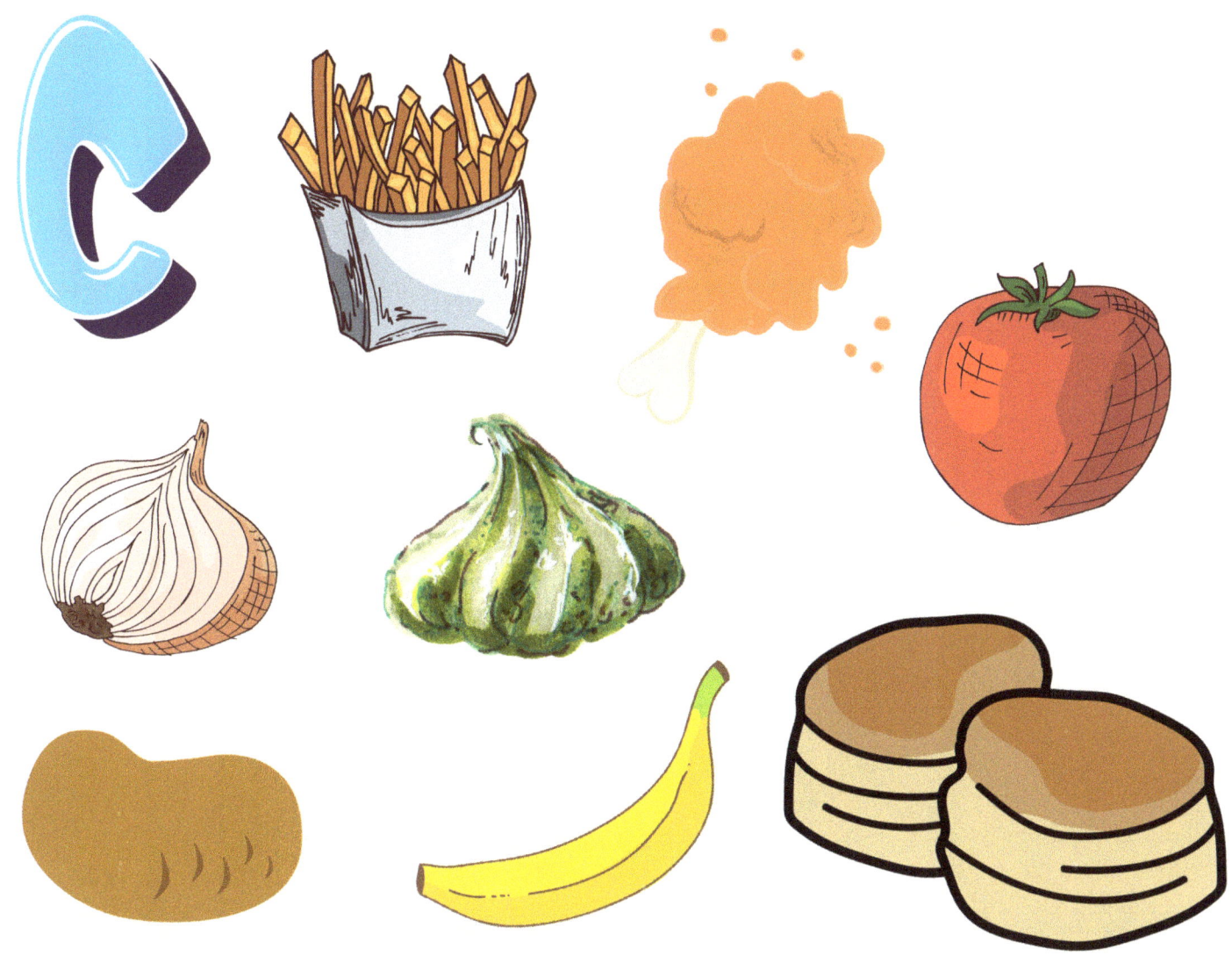

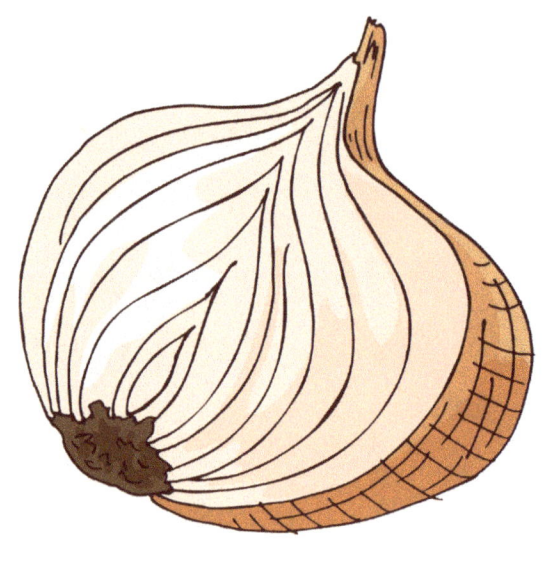

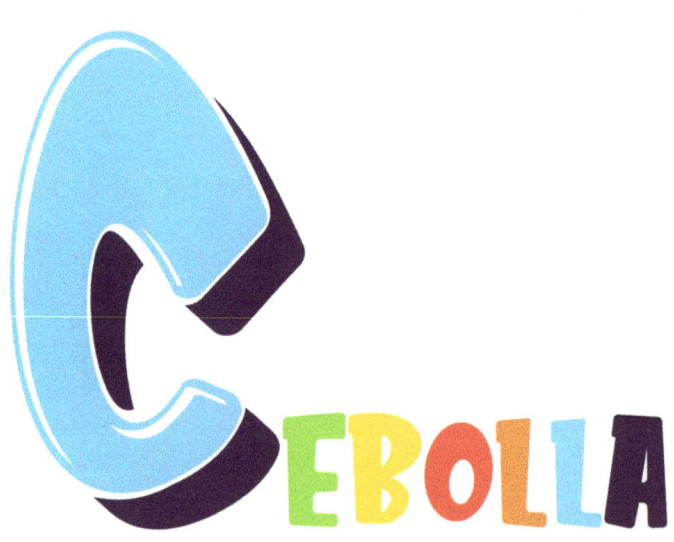

VEO VEO
ALGO QUE COMIENZA CON... C

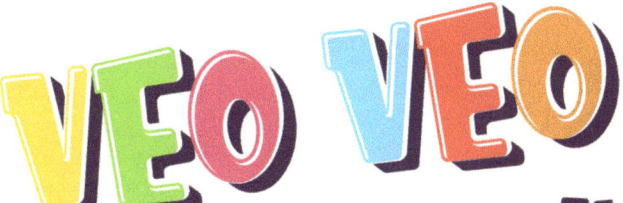

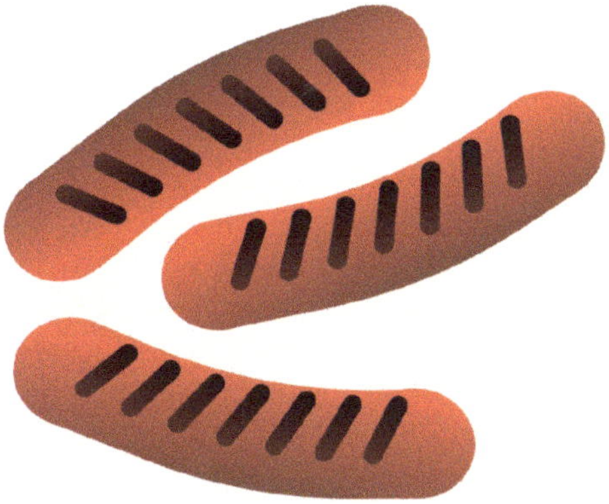

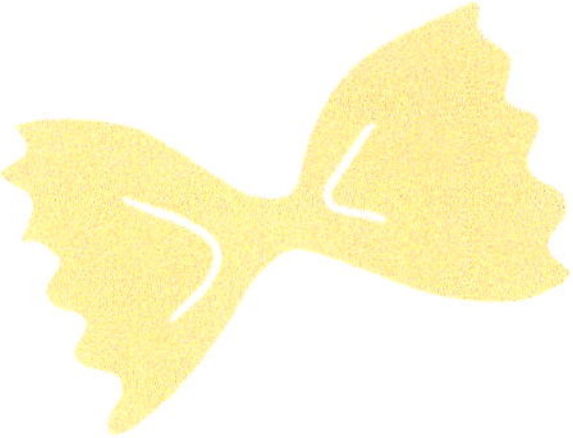

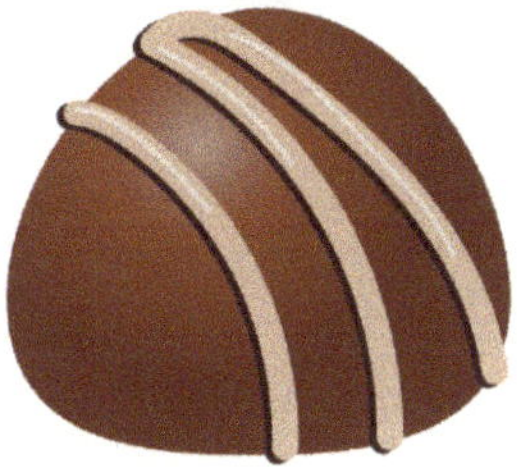

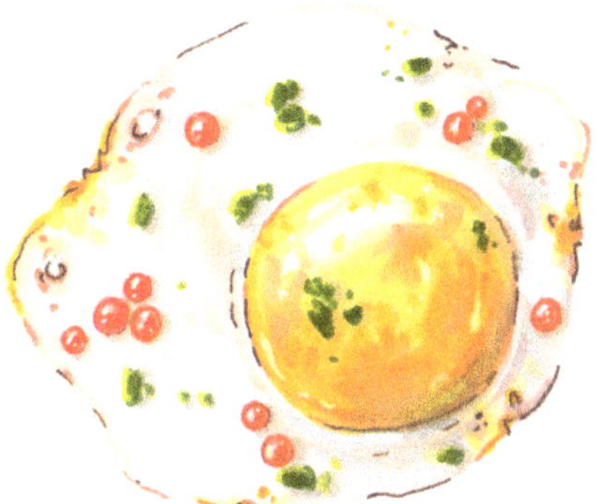

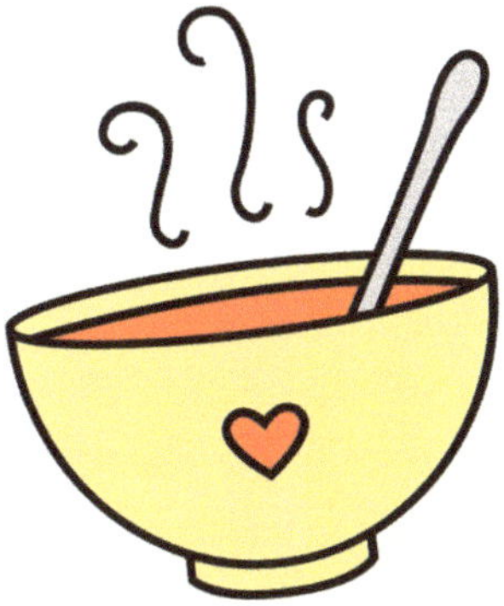

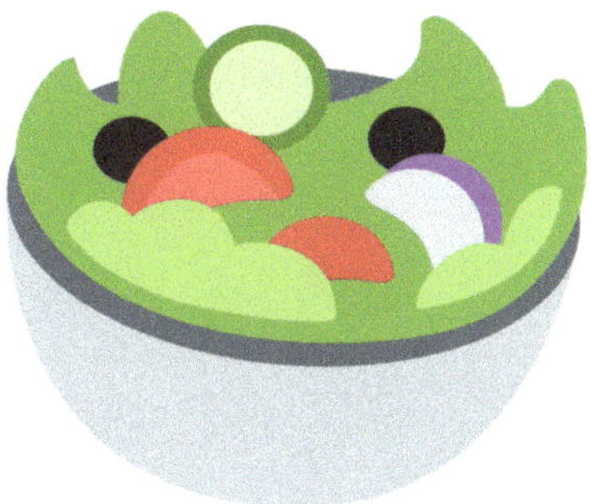

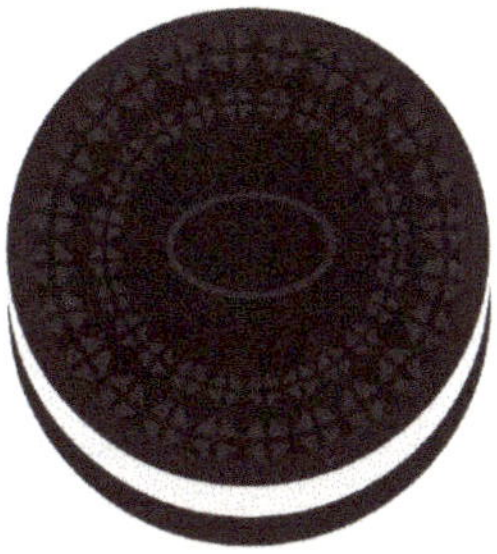

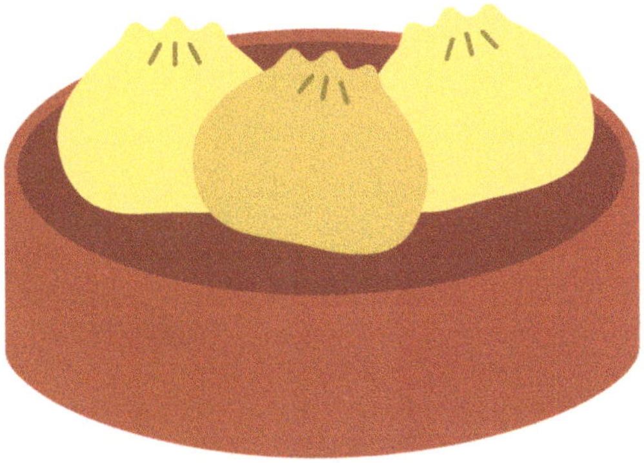

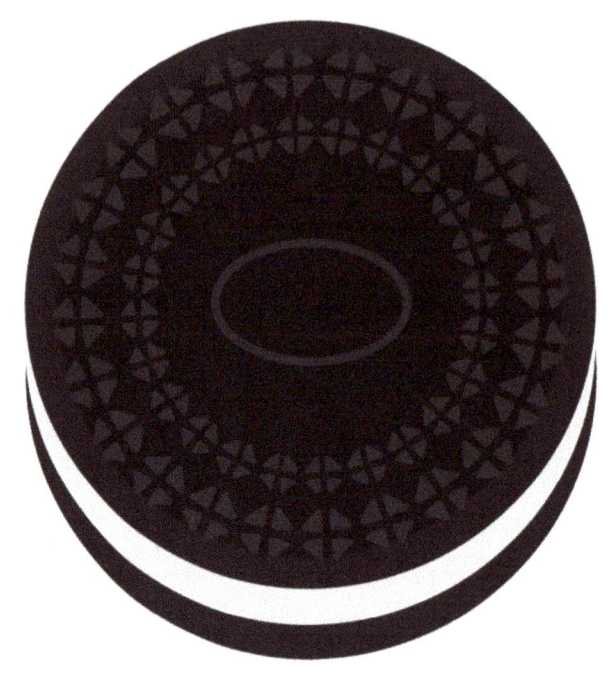

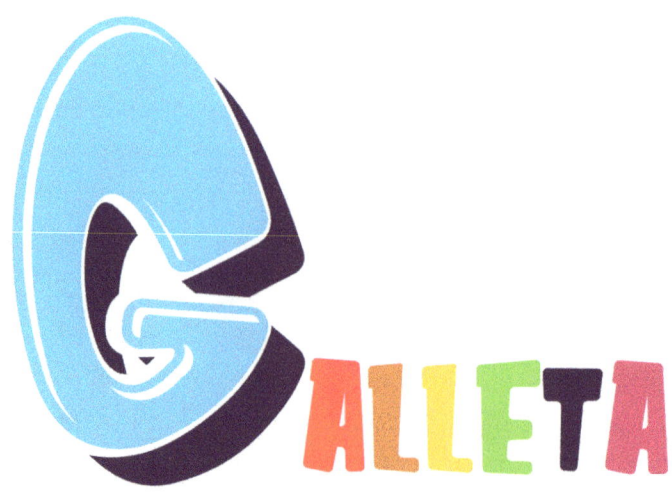

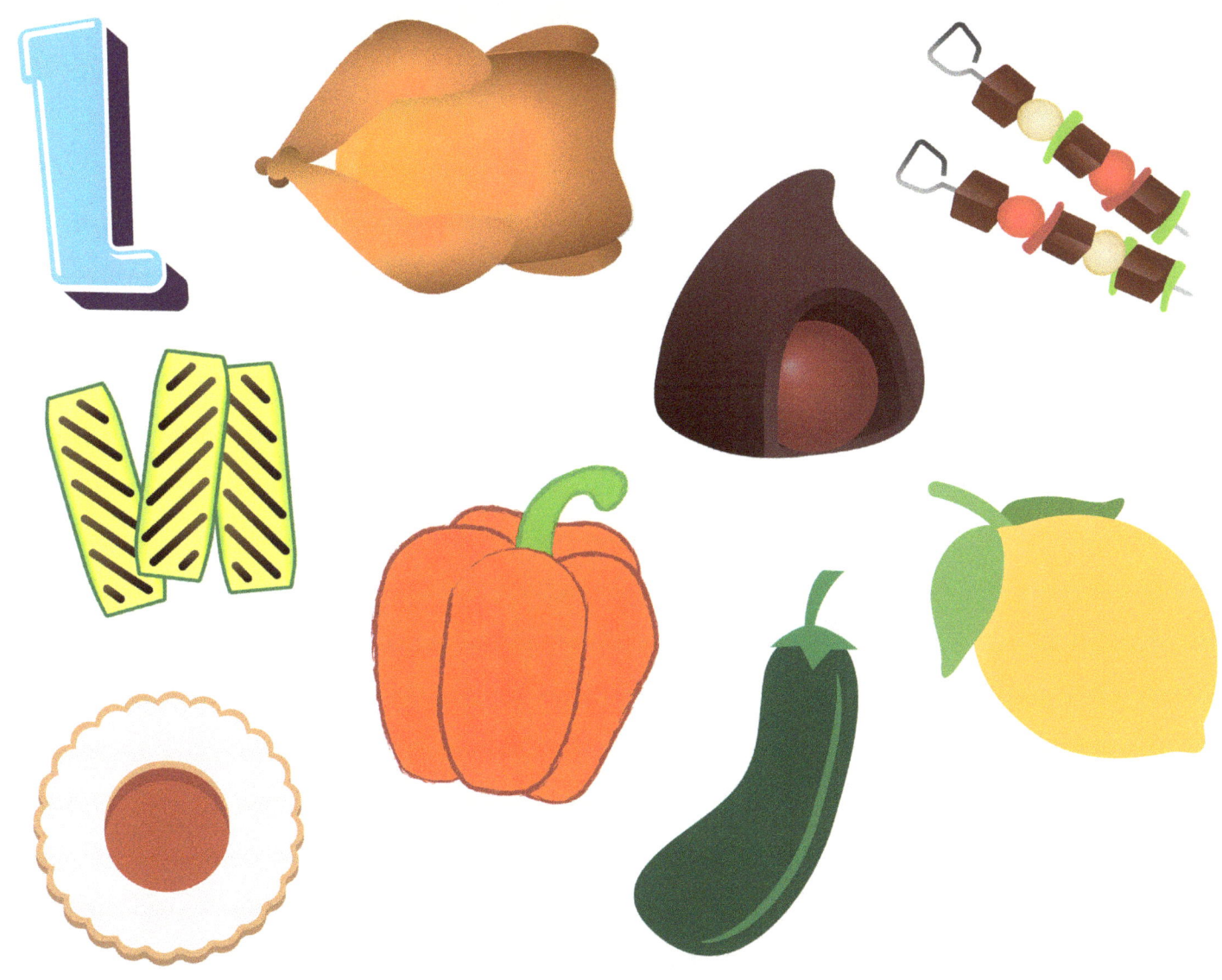

Limón

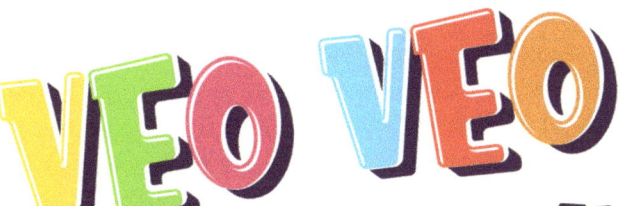

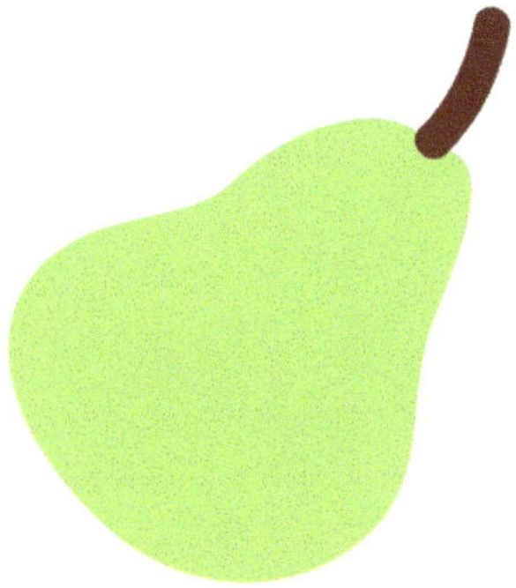

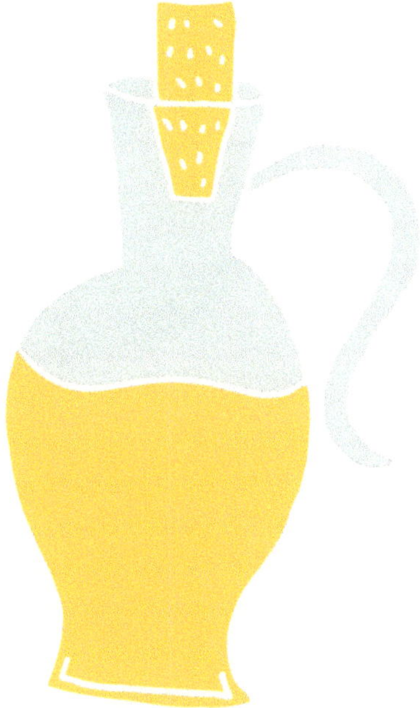

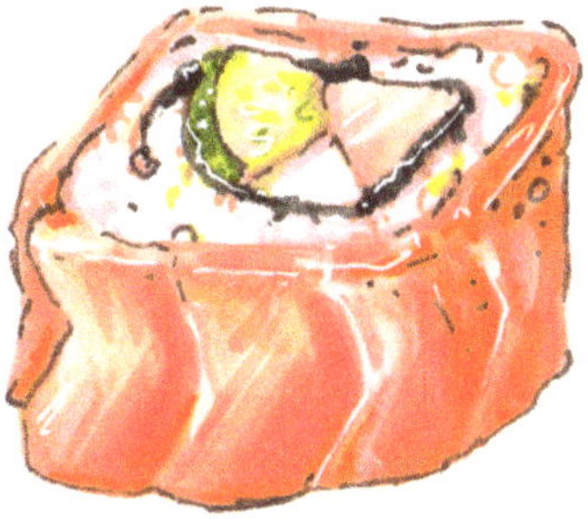

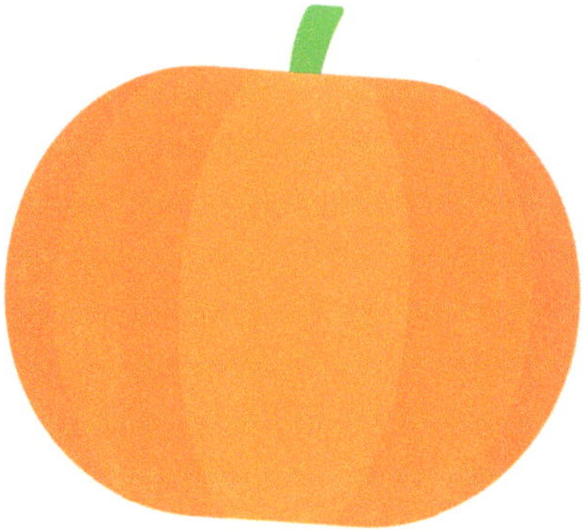

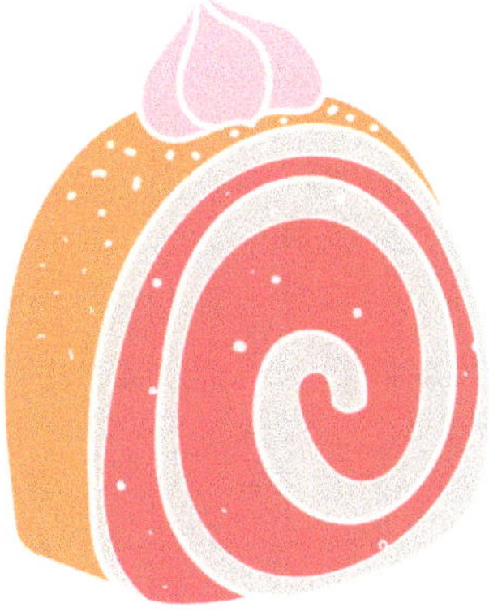

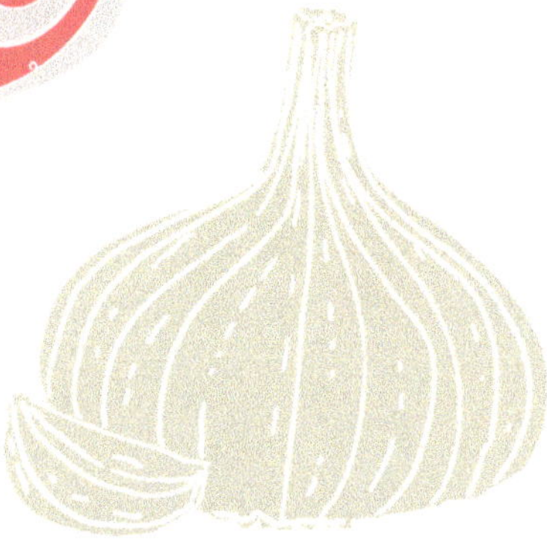

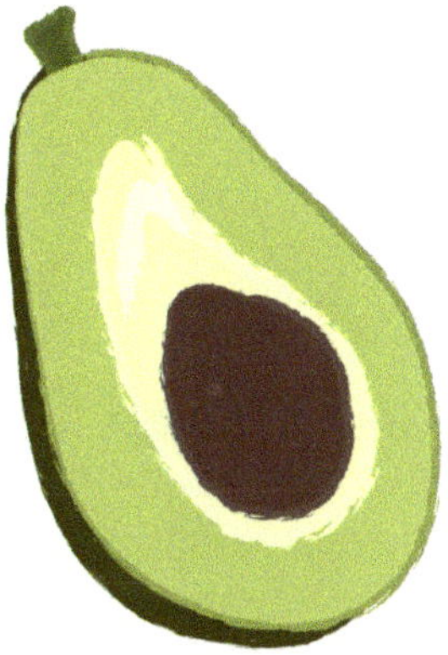

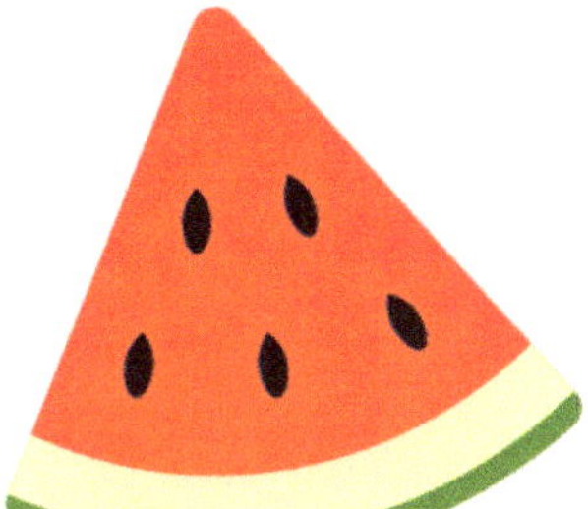

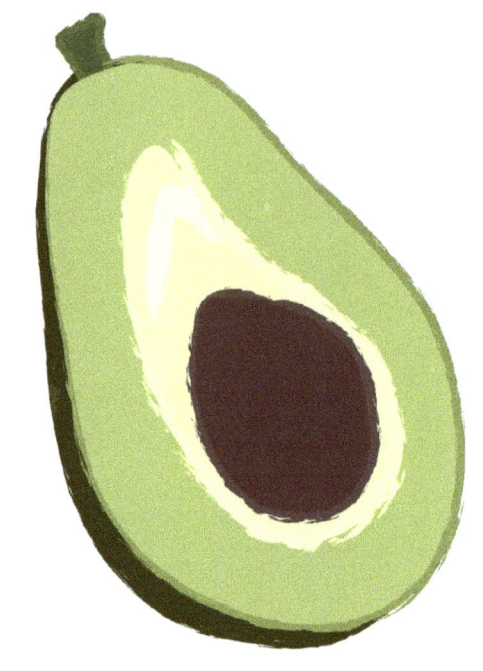
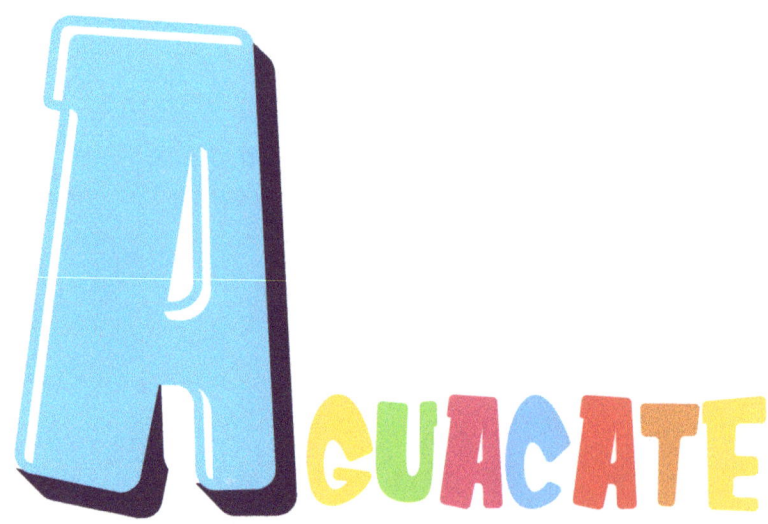

VEO VEO

ALGO QUE COMIENZA CON...

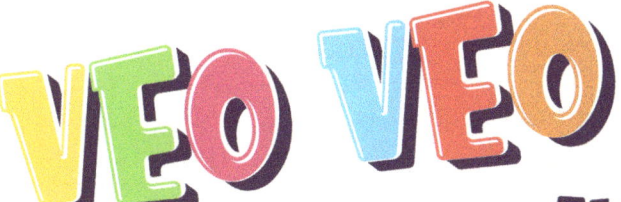

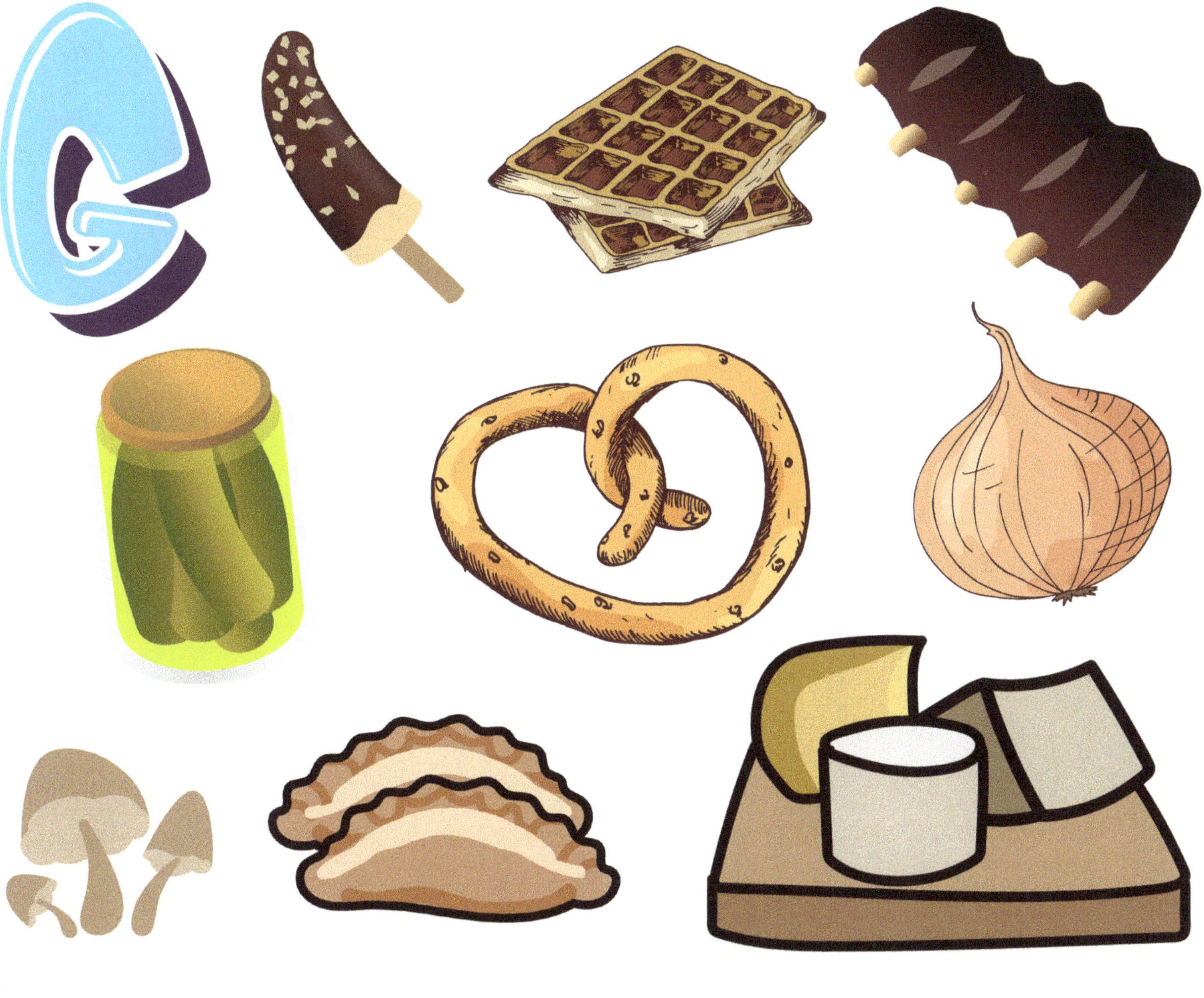

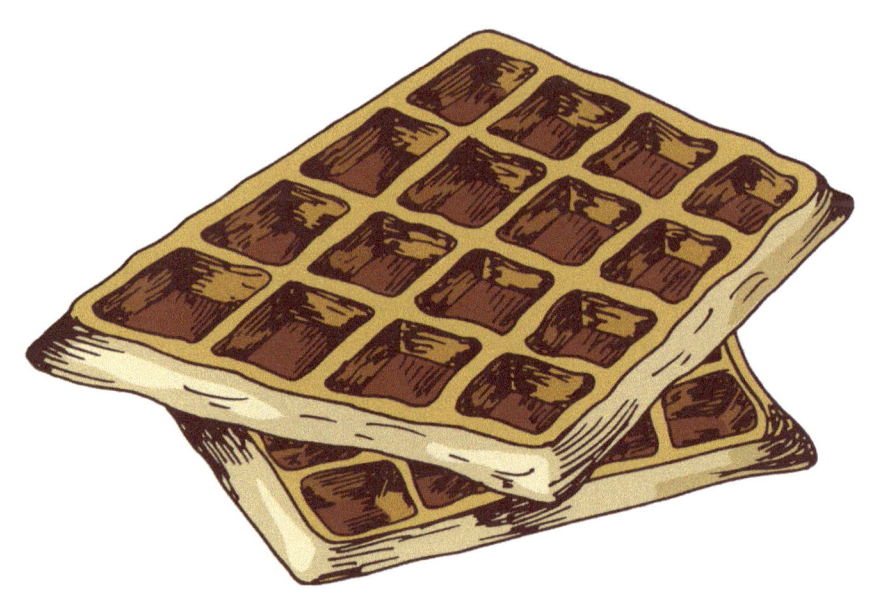

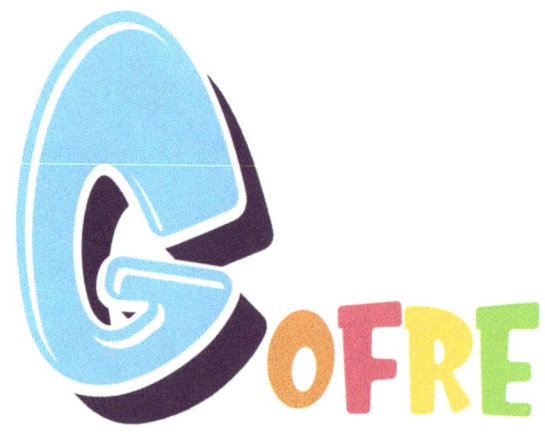
Gofre

VEO VEO

ALGO QUE COMIENZA CON...

P

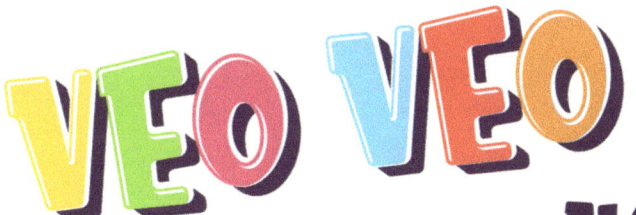

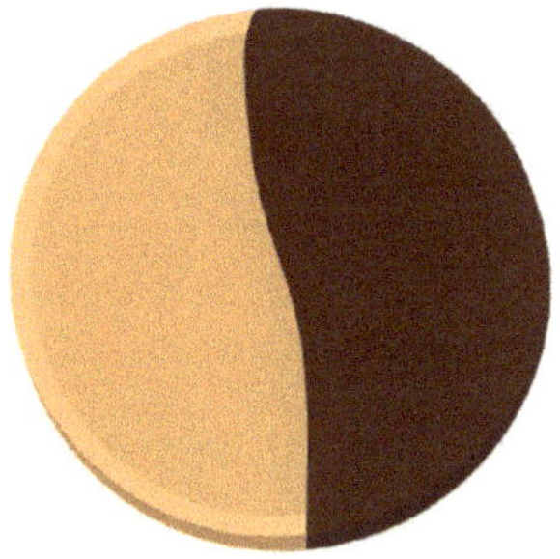

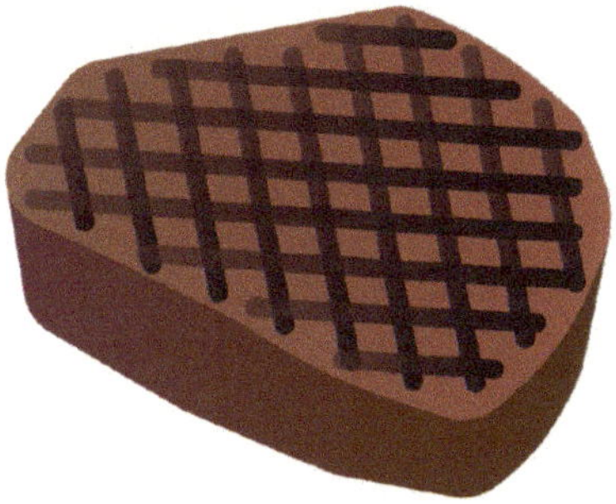

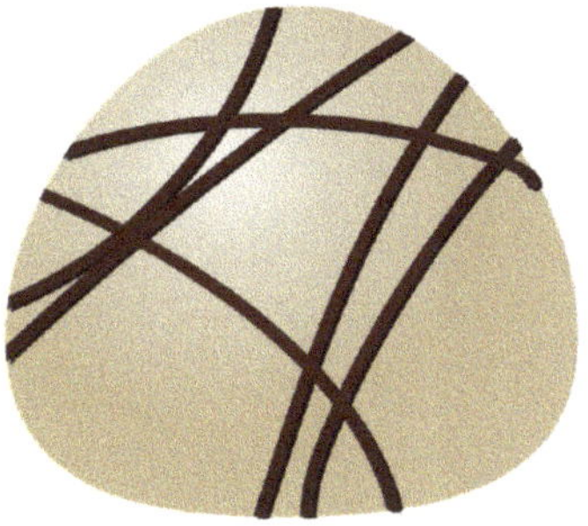

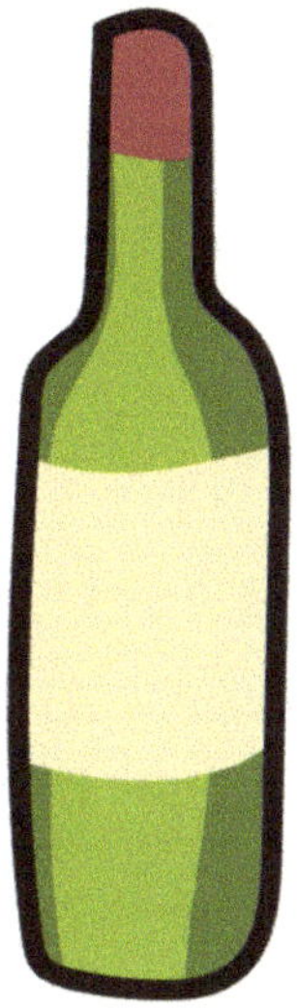

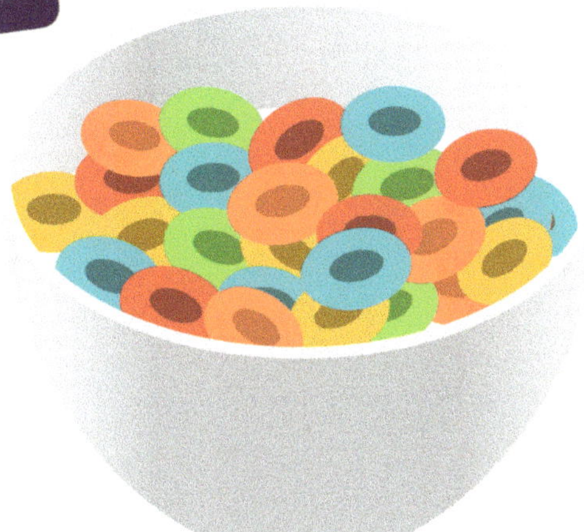

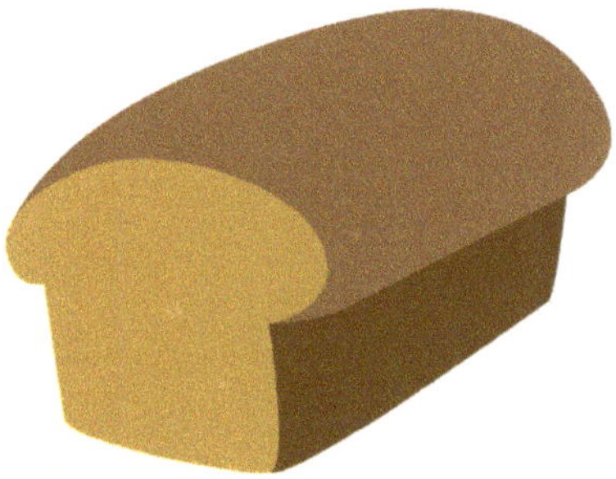

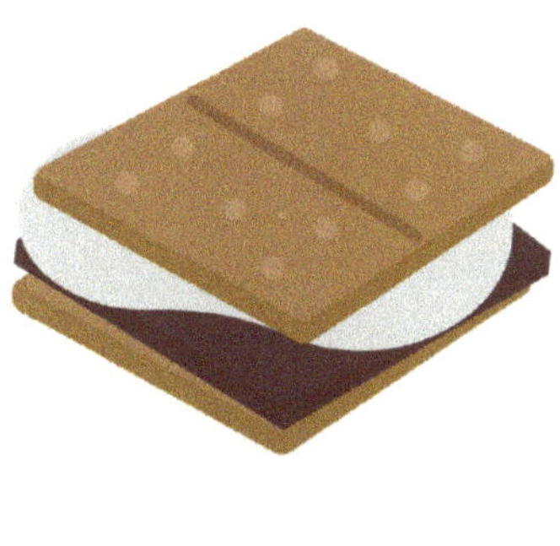

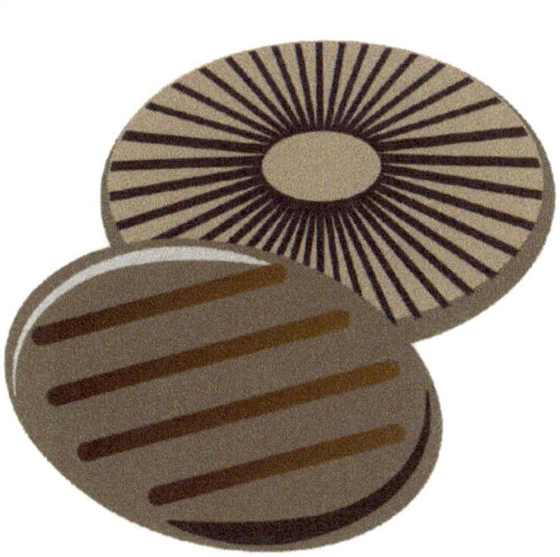

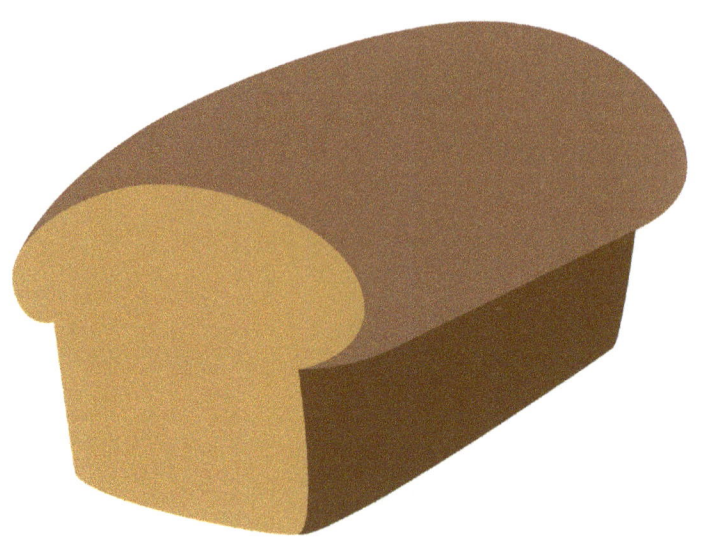

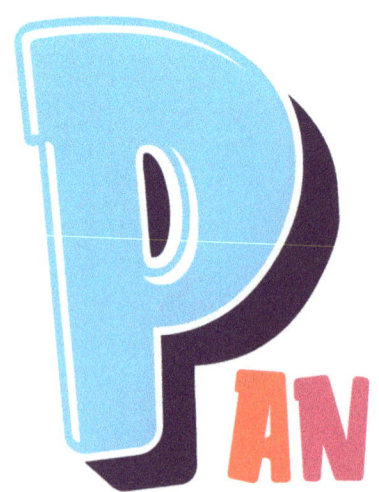

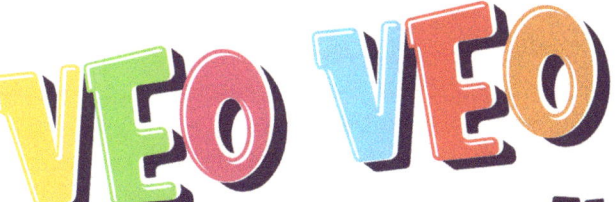

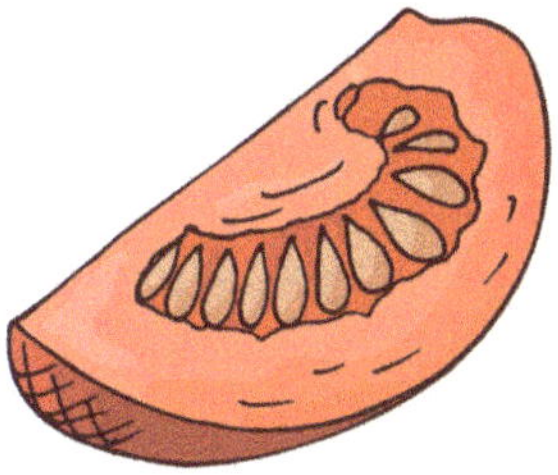

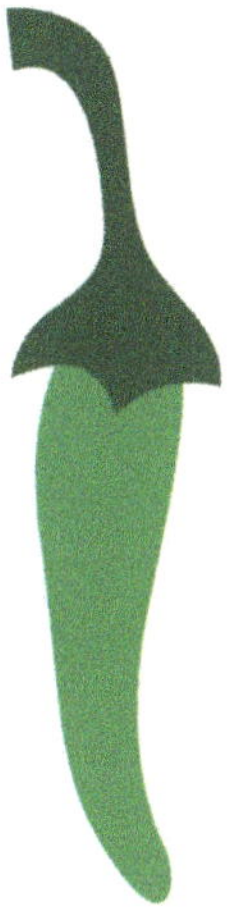

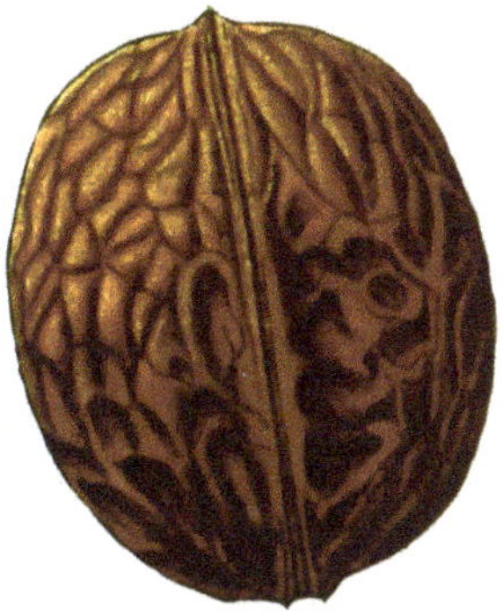

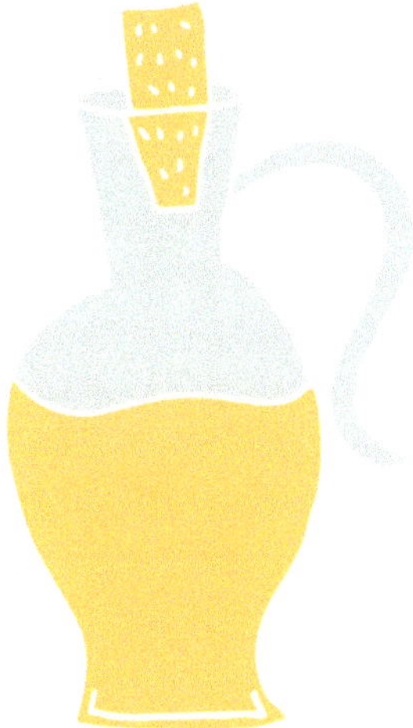

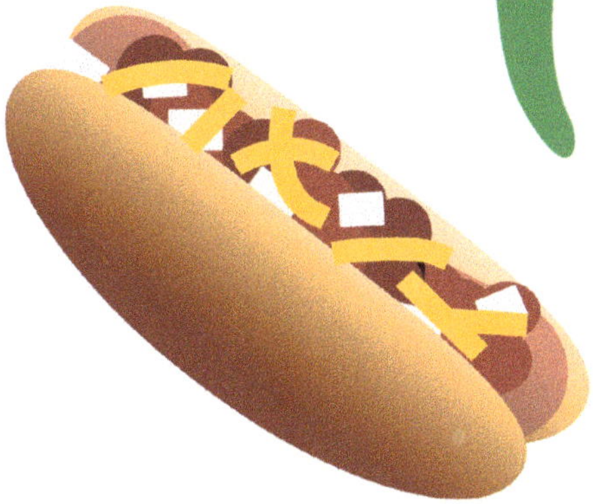

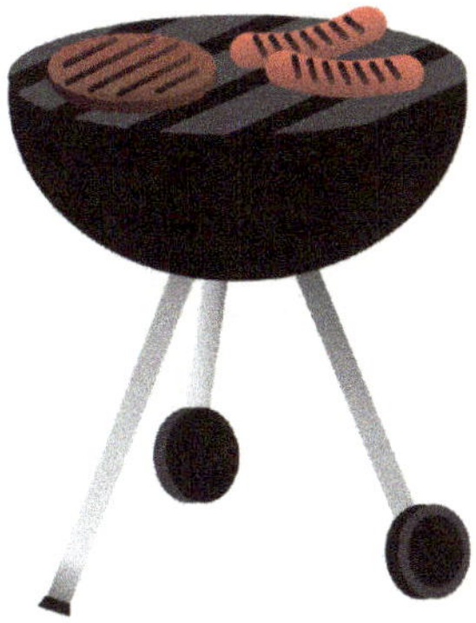

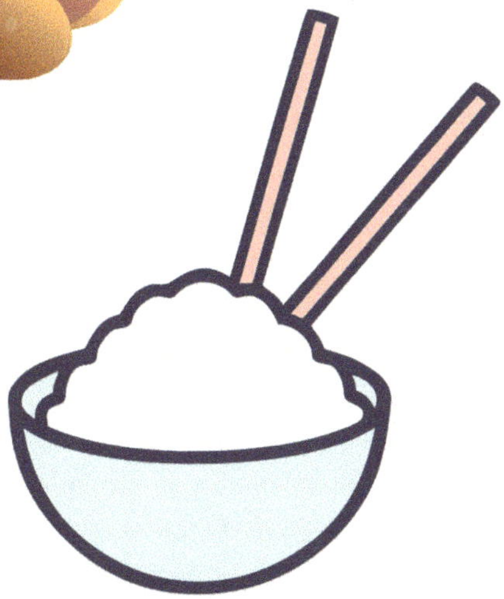

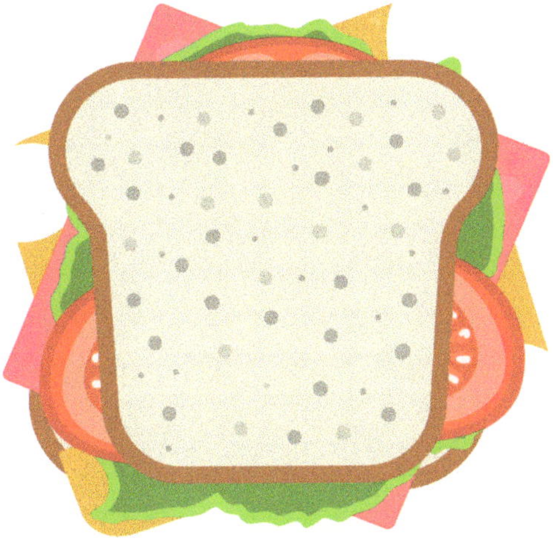

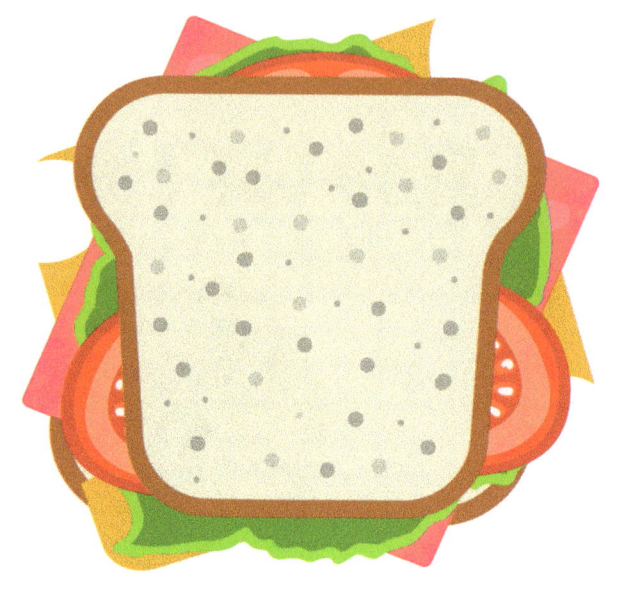

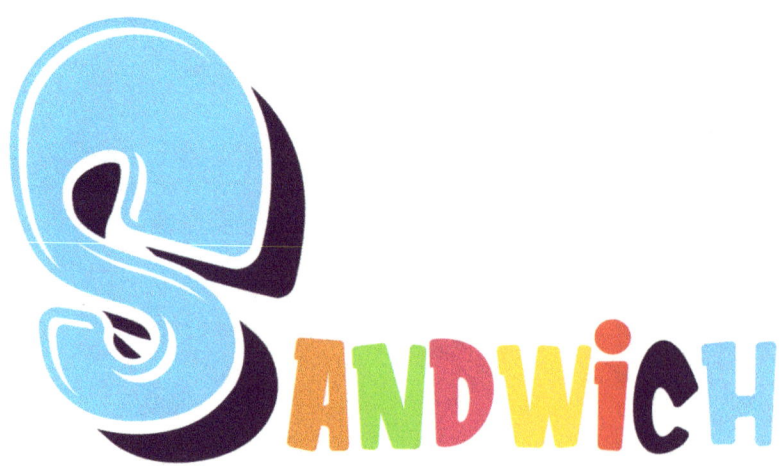

VEO VEO

ALGO QUE COMIENZA CON... F

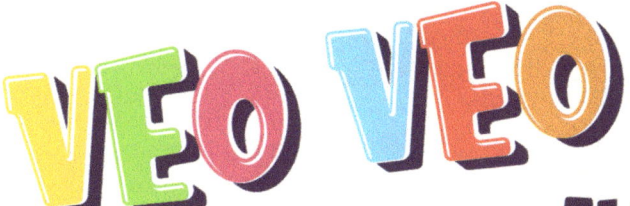

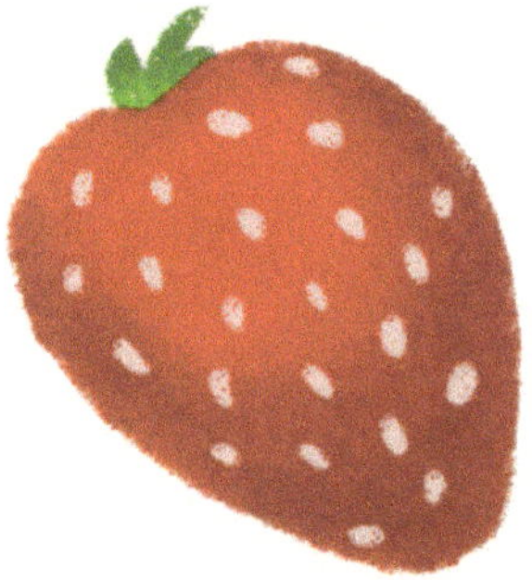

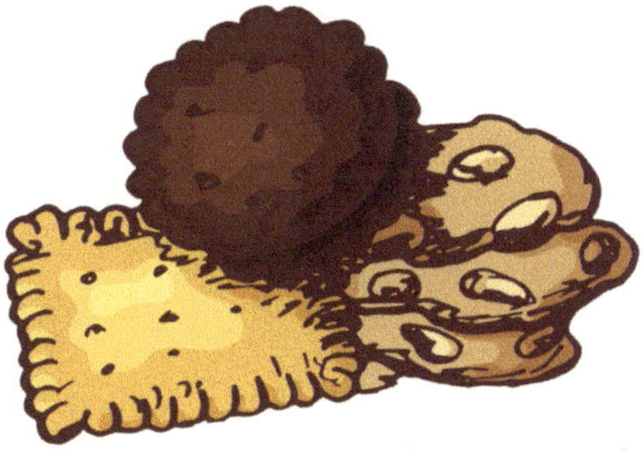

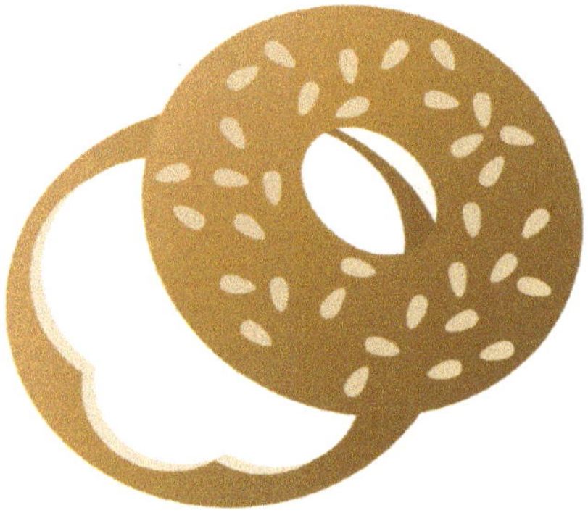

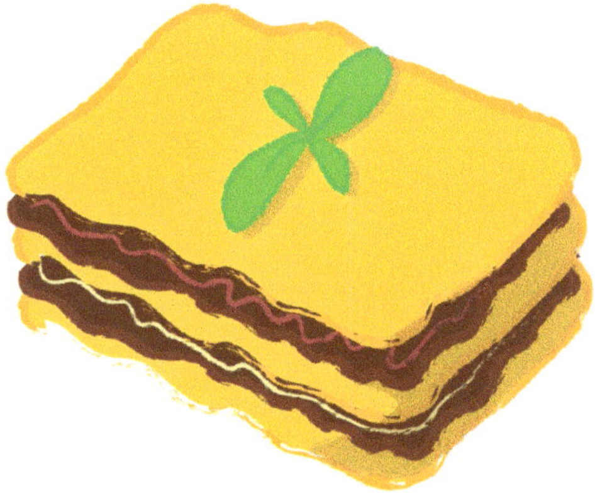

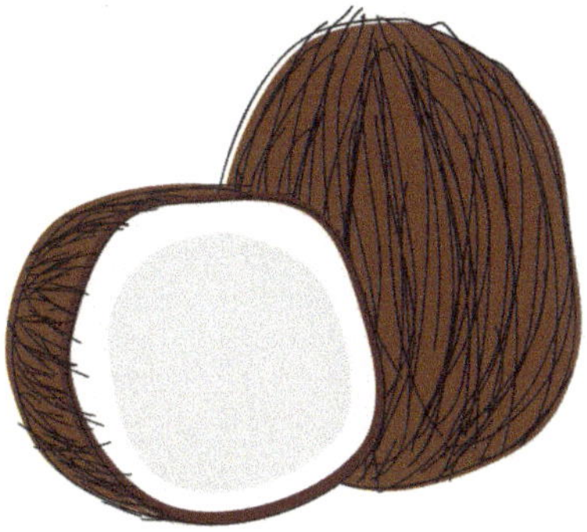

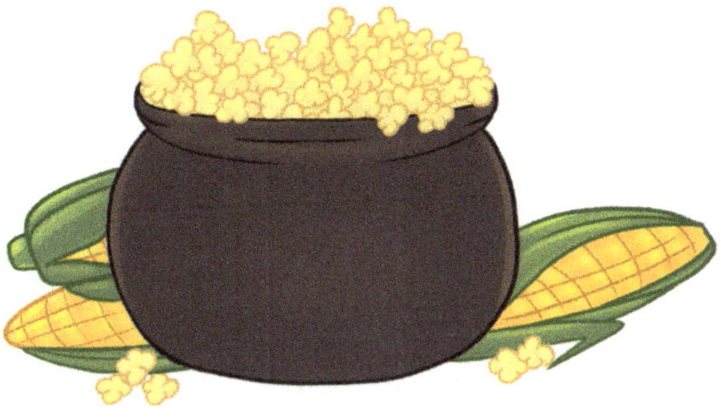

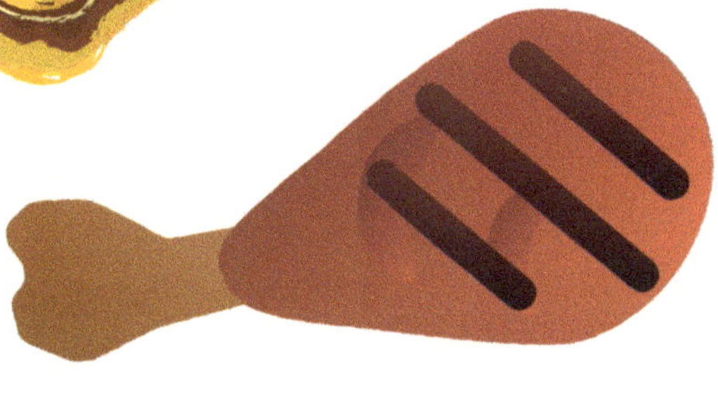

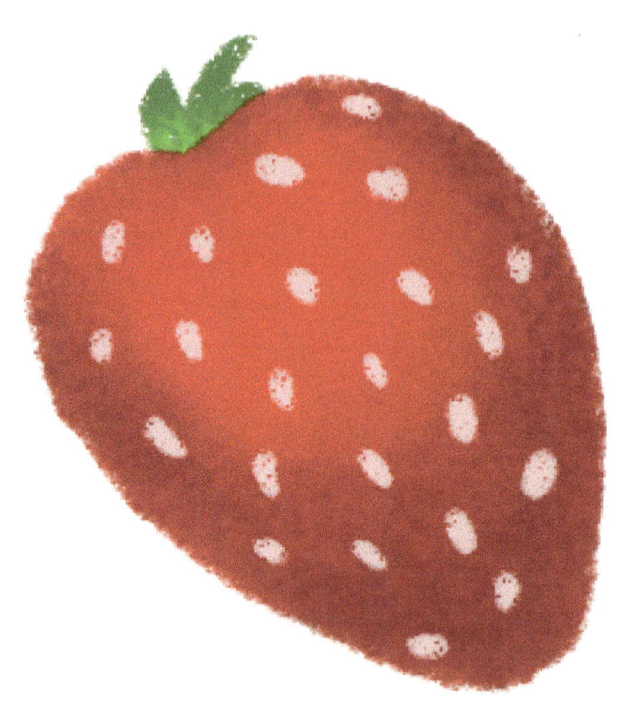

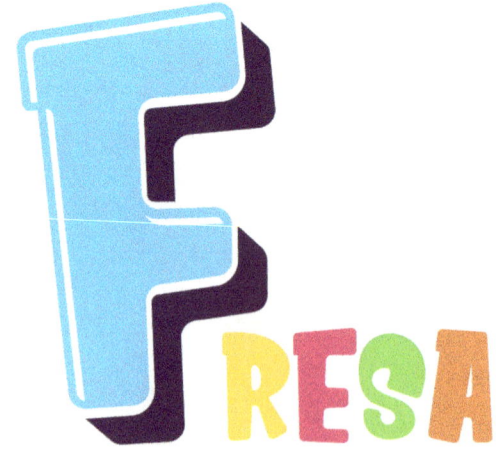

VEO VEO

ALGO QUE COMIENZA CON...

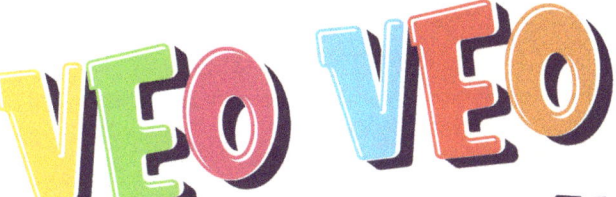

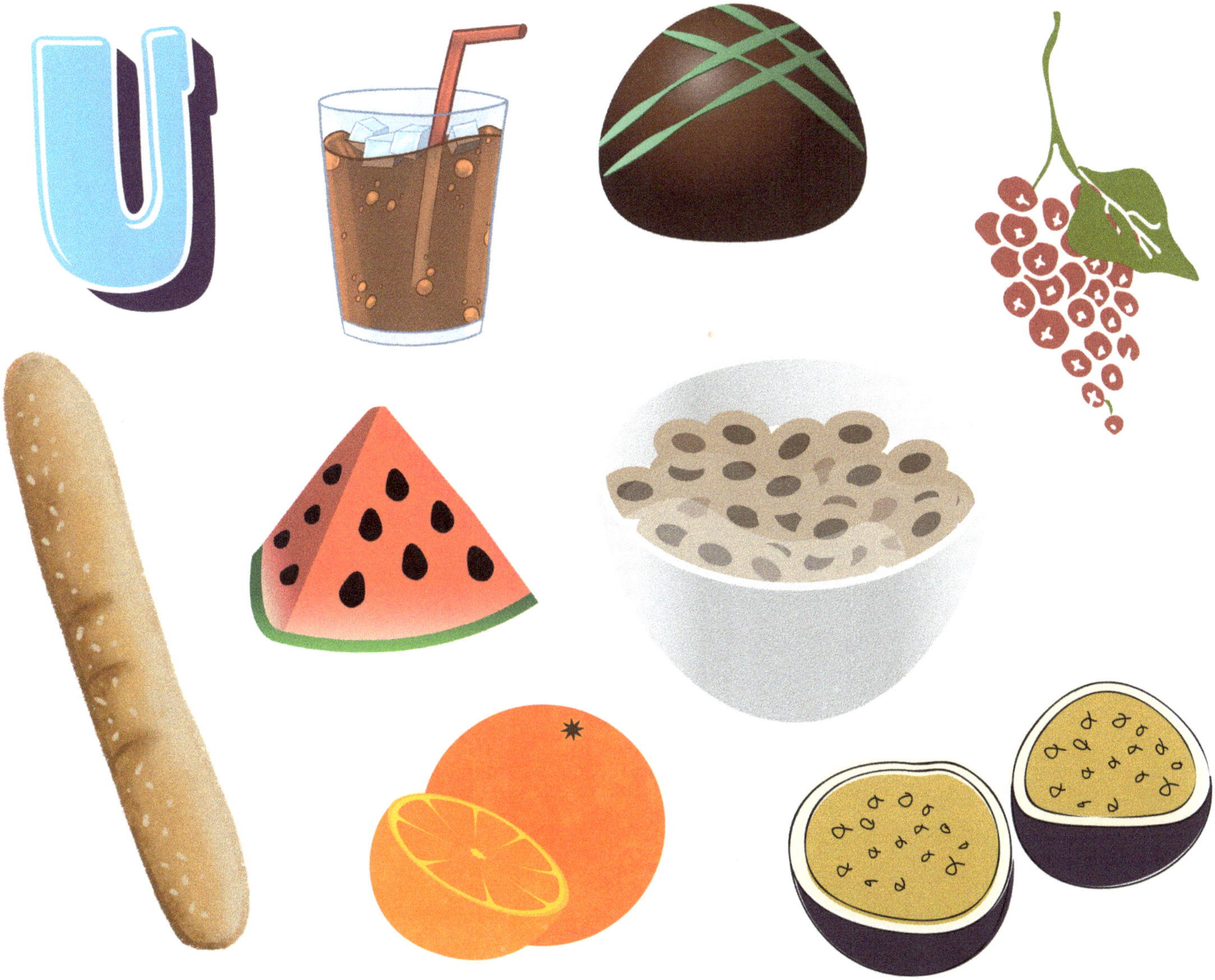

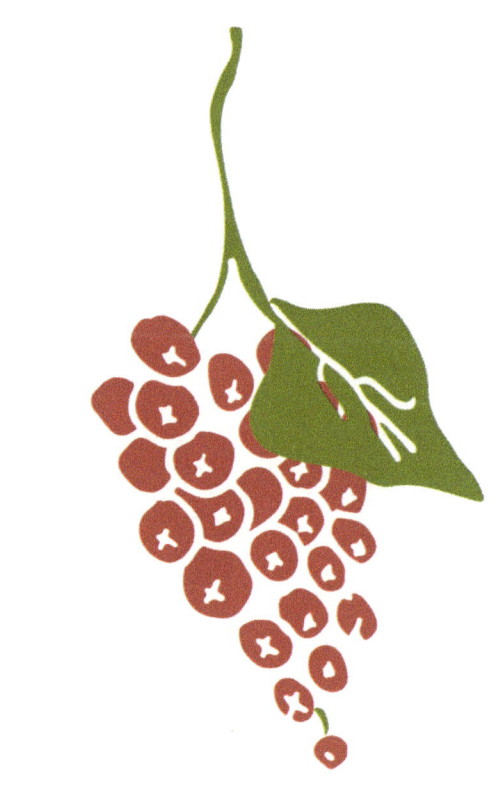
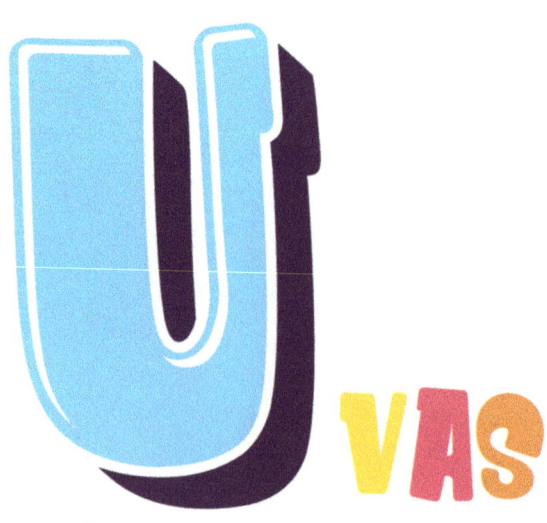